El rostro de la consanguinidad

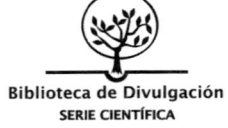

Biblioteca de Divulgación
SERIE CIENTÍFICA

Nº 7

Colección dirixida por
Jorge Mira Pérez
Catedrático de Electromagnetismo, USC

Director honorífico
Francisco Díaz-Fierros Viqueira

Román Vilas
Gonzalo Álvarez
Francisco Ceballos

El rostro de la consanguinidad

BIBLIOTECA DE DIVULGACIÓN
Universidade de Santiago de Compostela
2024

Vilas, Román

El rostro de la consanguinidad / Román Vilas, Gonzalo Álvarez,
Francisco Ceballos ; prólogo, Manuel Ruíz Rejón.-Santiago de
Compostela : Universidade de Santiago de Compostela, Edicións
USC, 2024

254 p. : il.; 12x19 cm. –(Biblioteca de Divulgación (Universidade
de Santiago de Compostela).Serie Científica ; 7)

D.L.C 531-2024.- ISBN : 978-84-10142-21-3

1.Consanguinidade.I.Álvarez, Gonzalo A., coaut.II.Ceballos,
Francisco C., coaut.III.Ruíz Rejón, Manuel, pr.IV.Universidade de
Santiago de Compostela.Edicións USC, ed.

575

Deseño
Edicións USC

Edita
Edicións USC
Campus Vida
15782 Santiago de Compostela
usc.gal/publicacions

Imprime
Imprenta Universitaria
Campus Vida

Depósito legal C 531-2024
ISBN 978-84-10142-21-3

ÍNDICE

AGRADECIMIENTOS

Gracias a nuestros colaboradores en el estudio de la consanguinidad: Celsa Quinteiro, investigadora de la Fundación Pública Galega de Medicina Genómica; Tim Berra, catedrático de Ecología en la Universidad de Ohio; Timothy Peters, catedrático emérito de Medicina en la Universidad de Birmingham; Hélder Carvahal, investigador postdoctoral en la Universidad de Évora; Jim Wilson, catedrático de Genética de la Universidad de Edimburgo; John Hayman, profesor de Patología de la Universidad de Melbourne; Miriam Basilio, profesora de Historia del Arte de la Universidad de Nueva York; Laila Al-Soufi, investigadora postdoctoral en la USC; Michelle Vaughan, artista visual, y a Florencio Monje Gil y su equipo de cirujanos maxilofaciales del Hospital Universitario Infanta Cristina de Badajoz.

Agradecemos a Carlos Martín Martín, Christian Calvo Henríquez y Gabriel Martínez Capoccioni, médicos cirujanos del Hospital Clínico Universitario de Santiago de Compostela, su asesoramiento en desarrollo facial, así como a Carlos López-Fanjul, catedrático emérito de Genética en la Universidad Complutense de Madrid, sus comentarios acerca de la posibilidad de depresión consanguínea en la cara humana.

Agradecemos al profesor Manuel Ruiz Rejón que haya accedido a prologar el libro; a Jorge Mira Pérez, director de la Biblioteca de Divulgación, su invitación a embarcarnos en esta aventura, sus comentarios al manuscrito, y su presentación; y a Juan Luis Blanco Valdés, director de Edicións USC, su guía y confianza en el proyecto. Finalmente, aunque no en último lugar, agradecemos a nuestras familias la parte que les debemos por todo aquello que hacemos por lo que somos, que nadie sabe cuánto es, pero todos intuimos que no es poca.

LA GENÉTICA QUE ENTRA POR LOS OJOS

Se cumplen diez años de la publicación de la primera obra de esta serie científica de la biblioteca de divulgación de la editorial de la Universidad de Santiago de Compostela. En tal efeméride abrimos nuestras páginas a la genética, una de las ramas fundamentales del árbol moderno de la ciencia.

Lo hacemos además con un enfoque que va directamente al núcleo de algo que siempre nos ha fascinado: los efectos de la procreación entre familiares. Aunque parezca mentira, la comprensión básica de los mecanismos que operan para definir la descendencia de los seres vivos no llegó hasta el siglo xx (de hecho, el término *genética* no se acuñó hasta 1905), con la egregia excepción del trabajo seminal de Gregor Mendel (1822-1884). La claridad, simpleza y contundencia de sus experimentos realizados con guisantes son uno de los grandes hitos de la historia del conocimiento. Al lego en la materia le parecen sorprendente que unas reglas tan elementales, y tan a la vista de una labor ubicua como la agricultura, no se hubiesen descubierto mucho antes. Es una sensación más patente, si cabe, cuando se contrasta con el avance científico y tecnológico que existía al mismo tiempo (a finales del siglo XIX) en otras disciplinas, que jugaban ya en un escenario más complejo que el de las leyes fundamentales de la genética y, además, con unos niveles de dificultad teórica y experimental mucho mayores que el de un cruzado de guisantes.

En la presente obra, los autores heredan (nunca mejor dicho) ese espíritu mendeliano, al elaborar su discurso sobre algo tan visible como la evolución de ciertas sagas familiares. Entre ellas destaca la estirpe de los Austrias, que conoce muy bien el grupo de investigación del que proceden los autores. No en vano han publicado artículos de referencia que explican cómo doscientos años de consanguinidad provocaron la degeneración y extinción de esa dinastía real española. Y lo más atractivo y mendeliano de su investigación es que una de las fuentes empíricas de su trabajo fue algo tan evidente como los cuadros de los Austrias disponibles en los principales museos.

La excelencia científica del personal investigador de nuestra Universidad ha sido, una vez más, la guía para proponer la gestación de esta obra. En las páginas que siguen, los autores dejan patente que su talento abarca también el arte literario, con una prosa amena que engancha al lector.

Con estos padres y con estos contenidos es fácil augurar el mejor de los éxitos para el libro que ahora comienza, que suma una nueva pieza de calidad a la estructura que forma el fondo editorial de la USC.

Jorge Mira Pérez
Coordinador de edición
Director de la *Biblioteca de Divulgación*
Serie Científica, USC

PRÓLOGO

Los casamientos entre parientes es algo que ha preocupado a la humanidad desde su origen. Por razones sociales, económicas, legales, religiosas, de salud etc. Pero hasta ahora, por lo menos en castellano, no había ningún texto en el que se responda a las diversas cuestiones que este fenómeno conlleva. ¿Qué se considera casamientos consanguíneos? ¿Por qué se han impuesto medidas y leyes para impedirlos? Pese a ello, ¿han sido y son frecuentes en la humanidad? ¿Es verdad que tienen efectos negativos para los descendientes? ¿Es verdad que se puede extinguir una familia-linaje como consecuencia de la consanguinidad? ¿Cuál es la base biológica-genética de sus efectos negativos, si es que los tienen?

En este libro va Vd. a encontrar respuestas amplias, muy actualizadas e incluso divertidas a estas cuestiones. Y es que los doctores Vilas, Álvarez y Ceballos en los últimos años han publicado diversos artículos científicos sobre los efectos de la consanguinidad en el «fenotipo», la mortalidad, la fertilidad, las enfermedades..., centrándose en una gran casa real, los Austrias-Habsburgo, y en una gran familia de intelectuales y científicos, los Darwin-Wedgwood.

Ahora en *El rostro de la consanguinidad* nos explican de forma didáctica y divertida los efectos de la consanguinidad más allá de estos dos casos. Por otro lado, exponen que es un fenómeno que persiste en la actualidad y objeto de estudio mediante las más recientes herramientas genómicas. Y que hay que analizarlo con cuidado para, por ejemplo, poder deslindar la influencia que sobre sus efectos puedan tener los genes por un lado y el ambiente por otro.

En el libro se empieza destacando el papel que algunas instituciones como la Iglesia Católica ha tenido para desterrar la consanguinidad en Occidente, a veces por razones médicas muy antiguas y otras por razones sociales. Luego desfilan por el libro, además de los Darwin y los Austria, todo un conjunto de personajes que de una forma u otra pueden estar relacionados con la consanguinidad. Desde Jesucristo hasta Einstein –sacado de la «mano» del gran genetista T. H. Morgan– y el científico americano Sewall Wright, que puso el fenómeno en el mapa de la ciencia y que fue resultado él mismo de un casamiento consanguíneo. Y toda una serie de casas reales: desde los faraones egipcios, a los reyes incas y hawaianos, y en Inglaterra Enrique VIII y sus descendientes; los Hanover, los descendientes de la reina Victoria, los Borbones etc. En todas, asistimos a sus diversas «trapacerías» consanguíneas para retener y/o ampliar el poder y la riqueza y sus consecuencias, que en el caso de los Austrias los llevaron a su fin.

También se refieren los autores a la base biológica-genética de los posibles efectos negativos de la consanguinidad. Por otro lado, destacan que el fenómeno es actualmente de interés general en prácticamente todo el mundo, pues se estima que en el total de la humanidad un 10% de los casamientos son consanguíneos. Y sobre todo que, en el Magreb, África Subsahariana. Oriente Próximo, y Sur y Centro de Asia esta cifra es superior.

Por ello mencionan que en esos casos es interesante realizar análisis genómicos de las personas involucradas para poder detectar las combinaciones genómicas relacionadas con las enfermedades, y poder evitarlas y/o paliarlas. En este contexto incluso discuten los efectos positivos que como consecuencia de ciertas combinaciones se puedan dar en algunos casamientos consanguíneos.

Asimismo, los autores tratan de aclarar la contribución de los genes y el ambiente a los efectos de la consanguinidad. Lo centran sobre todo en el efecto más destacado y conocido de la consanguinidad como es el rostro –con acusado prognatismo– de los Austrias. La conclusión que obtienen es clarísima. Como durante mucho tiempo se ha pensado, es consecuencia de la consanguinidad, aunque no se sabe en qué rama familiar se originó y que, por lo menos, una parte del carácter-síndrome se debe a razones genéticas, aunque no las que siempre se ha pensado, pero que otra parte se debe a cuestiones ambientales. Tendrá Vd. que leer el libro para conocer el acertado razonamiento de los autores en todos estos aspectos.

En definitiva, parafraseando a Woody Allen: aquí tiene todo lo que ha querido saber sobre la consanguinidad, pero que en ningún sitio ha podido encontrar hasta ahora. Con este libro, el «rostro» de la consanguinidad se comienza a desvelar en profundidad, y no es un rostro tan «desafortunado» como el de los Austrias. Es muy rico desde el punto de vista científico y sociológico.

Manuel Ruiz Rejón
Universidad de Granada

HISTORIAS SOBRE LOS VECINOS

En el epílogo de *El padrino*, la célebre película de Francis F. Coppola, Michael Corleone advierte a su sobrino y sucesor, Vincent, hijo natural de su hermano, de los peligros que comporta la relación que mantiene con su prima (personaje, el de la hija del padrino, interpretado por la hija del director): «no está bien y es peligroso».

La frase alude a la moral católica y al riesgo para la vida de los más cercanos que debe asumir el Don o jefe de la familia. Por ofender a Dios con una vida inmoral, Vincent pagará el precio de renunciar al amor. Ella morirá de un disparo dirigido al padre por sus pecados. Morirá por hallarse próxima a él.

Otra oración, *cuisinage, dangereux voisinage*, originalmente escrita en un aristocrático francés, se refiere a esa clase de peligro más relacionado con la vecindad genealógica que con las armas o las letras. Andrés Trapiello la extrae de *Guerra y Paz* para incluirla en el comienzo de su libro sobre Madrid, justo después de confesar que la primera chica a la que besó fue su prima, a la que hacía tiempo que no veía, lo mismo que Vincent.

Aunque el epílogo es, en nuestra opinión de aficionados, de calidad inferior a las dos primeras partes, sería injusto atribuir la razón a la elección consanguínea de su director, incluso admitiendo las malas críticas que recibió la interpretación de un papel inicialmente pensado para quien dos años después caerá irremediablemente seducida por el conde Drácula; y aunque el peligro se cierne sobre del amor en toda película que se precie, ya sea de gánsteres o vampiros, pues desde tiempos inmemoriales eros se relaciona íntimamente con la muerte, nuestro propósito se centrará en averiguar si hay o no razones para temer aquella proximidad.

Consanguinidad procede del latín que significa «de la misma sangre». La unión consanguínea es la que tiene lugar entre individuos emparentados, los cuales, desde un punto de vista genético, son aquellos que comparten al menos un ancestro en una generación próxima. Esta definición excluye el parentesco contraído por matrimonio, por afinidad. Los parientes genéticos tienden a parecerse entre sí más que a cualquier otro individuo con el que no están emparentados. El aire de familia es en parte un reflejo de su parecido genómico.

Con un sentido restringido se califica a veces de consanguínea a la unión entre primos segundos o parientes más cercanos. Si se aplica este criterio, puede afirmarse que las uniones consanguíneas son mucho más frecuentes de lo que suele creerse en Occidente, ya que representan más del 10% de la población mundial.

Las uniones consanguíneas están sobre todo favorecidas en el Magreb, el África Subsahariana, Oriente Próximo, así como en el sur y centro de Asia, siendo el matrimonio entre primos hermanos el más común. En algunos países como Sudán y Arabia Saudí hay poblaciones donde más de la mitad de los matrimonios son consanguíneos.

La frecuencia relativamente baja del matrimonio consanguíneo en Europa y otras sociedades de origen europeo, así como su consideración como un fenómeno marginal asociado con la deformidad física o moral, es una rareza en un contexto global, en buena medida consecuencia de un conjunto de prohibiciones y prescripciones sobre el matrimonio y la familia llevadas a cabo por la Iglesia desde finales del siglo IV. Hasta entonces, el matrimonio consanguíneo era tan frecuente en Europa como en buena parte de África y Asia.

Comprender la distribución de la consanguinidad y cómo causas sociales, económicas y religiosas configuran su anciano rostro, exige remontar el río de la historia, aunque solo sea el afluente europeo en una cáscara de nuez, hasta llegar a vislumbrar el paisaje grecorromano y judío.

Su derecho destruye la tribu

La Europa precristiana contaba con instituciones basadas en el parentesco no muy diferentes a las que se observan en otras partes del mundo donde los enlaces entre parientes son tradicionalmente comunes. El poder patriarcal se basaba sobre todo en la costumbre de concertar los matrimonios con miembros de la propia familia, especialmente entre primos, con el fin de impedir la disgregación de la propiedad y promover la cooperación en el grupo.

Las familias formaban parte de tribus, linajes o clanes patrilineales que gestionaban en conjunto el patrimonio. Como los parientes a menudo tenían derechos hereditarios, toda transferencia, venta o cesión, exigía un consentimiento colectivo.

Estas redes de parentesco construidas mediante el matrimonio entre parientes, consanguíneos o afines, estructuras muchas veces con poligamia, proporcionaban a sus miembros amparo frente al empobrecimiento económico y sucesos adversos como catástrofes y enfermedades.

La frecuencia del matrimonio entre primos en las sociedades árabes, donde el cristianismo no llegó a romper tales redes basadas en el parentesco, no se debe a la existencia de una norma explícita, sino al hecho de que la ley coránica asigna media parte de la herencia a la hija. Para evitar que esa parte de la propiedad pase a unos extraños al clan patrilineal se tiende aún hoy a casar a las hijas con parientes por línea paterna. El matrimonio con la hija del hermano del padre, por ejemplo, la incluye de manera automática en el mismo clan del novio. Incluso allí donde tales instituciones hace tiempo que han desaparecido, perdura muchas veces la huella de la costumbre.

Griegos y judíos fueron conscientes del riesgo de dispersión de la riqueza que comporta un sistema que asigne propiedades a las mujeres en calidad de herederas, así como del debilitamiento de los grupos tribales; «el derecho a heredar otorgado a las mujeres destruye la tribu», se puede leer en la Biblia.

En la antigua Grecia, donde el matrimonio entre medios hermanos estaba permitido, al igual que en Egipto, un hombre tenía la obligación de casarse con la hija del hermano de su padre en el caso de que fuese heredera e hija única; y en el antiguo Israel, el matrimonio con la esposa del hermano fallecido era una obligación conforme a la ley de levirato referida en el Deuteronomio.

No obstante, las prohibiciones bíblicas sobre el matrimonio y las relaciones sexuales se recogen especialmente en el Levítico, fechado varios siglos antes que el Deuteronomio. La prohibición afecta tanto a parientes consanguíneos como afines de la misma generación, a los ascendientes directos en primera generación, y a los descendientes directos en primera y segunda generación. En particular, se prohíbe la unión en la generación previa con la madre, la esposa del padre, la esposa del hermano del padre, la hermana del padre y la hermana de la madre; en la descendencia la prohibición afecta a la hija, la nieta y la esposa del hijo. Dentro de su propia generación a un hombre solo se le prohíbe casarse con su hermana o con su media hermana.

Los comentaristas judíos suelen hacer caso omiso del pasaje relatado en el Génesis donde se dice que la esposa de Abraham, Sara, es su media hermana, afirmando en su lugar que es la hija de un hermano, lo que implicaba una unión entonces permitida por la ley mosaica. Por ejemplo, Rebeca, esposa y sobrina segunda del hijo de Abraham y de Sara, Isaac, desciende de un matrimonio entre tío y sobrina.

Con el matrimonio de levirato, así como sororal, la costumbre de sustituir en caso de fallecimiento a la esposa por su hermana o prima, se mantenía el vínculo entre los grupos pretendido con el primer matrimonio. El judaísmo y el islam permitían el levirato y la poliginia, si bien la prohibición levítica de casarse con la hermana de la propia esposa quizás se refiera a una época posterior a la de los patriarcas, ya que Jacob, hijo de Isaac, se casará con las dos hijas del hermano de Rebeca, Labán, y con dos sirvientas nacidas de la relación de este con concubinas. Las cuatro mujeres engendrarán a los patriarcas de Israel.

La consanguinidad es relativamente común en la Biblia, incluyendo el matrimonio entre tío y sobrina. Esta clase de unión en particular fue prohibida por el islam en un tiempo en que era admitida por el Talmud.

Jesús de Nazaret, ¿hijo de primos?

Dice una leyenda que los padres terrenales de Jesús de Nazaret podrían haber sido primos. Los evangelios discrepan sobre quién era el padre de José, el padre putativo de Jesús. Mateo afirma que se llamaba Jacob, como el patriarca, mientras que Lucas se refiere a Elí. Para Agustín de Hipona la discrepancia podría deberse a una unión levirática, de modo que Jacob se habría casado con la viuda de su hermano gemelo Elí para engendrar el hijo legal de este. Según Mateo, la ley de Levirato era aceptada por Jesús, al igual que hacían la mayoría de los judíos.

La discrepancia entre las genealogías de Jesús publicadas por Mateo, el cual se remonta hasta Abraham, y por Lucas, que alcanza nada menos que a Adán, es mucho mayor. Para explicarla, se ha sugerido que el segundo, a diferencia de Mateo, sigue el linaje de la madre de Jesús, María, pero mencionando solo a los varones. De acuerdo con esta hipótesis, Elí sería el padre de María, tal y como se afirma en el Talmud de Jerusalén, si bien uno de los evangelios apócrifos más antiguos, el de Santiago, dice que María es hija de Joaquín, de ahí que se haya argumentado que Elí, Eliaquim, y Joaquín sean versiones del mismo nombre. Si se acepta esto, los padres de Jesús serían al menos primos.

Ave, prima

Las familias romanas se organizaban también en torno a un poder patriarcal transmitido a través de linajes patrilineales. Comparado con Grecia, se ha argumentado una mayor intolerancia de Roma a la consanguinidad, por lo general aludiendo a Tácito y su referencia a Vitelio viéndose en la necesidad de defender ante el Senado la unión denunciada por incestuosa del emperador Claudio con la hija de su hermano.

Agripina se había casado dos veces, siendo solo una adolescente con su primo segundo, el cónsul romano Domicio Enobarbo, unión de la que nacerá el futuro emperador Nerón, en un tiempo en el que, al parecer, mantenía relaciones sexuales con su hermano Calígula. Después de la muerte de este y del nombramiento como emperador de Claudio, se casó con su antiguo cuñado, asimismo cónsul, al que se cree que envenenó para poder casarse con el emperador. Tenía 34 años cuando contrajo matrimonio con su tío, quien había condenado a muerte a su esposa Mesalina por cometer bigamia y conspirar contra él. Claudio morirá envenenado por Agripina. Dicen las malas lenguas que Nerón mantenía relaciones sexuales con su madre, a la que hará asesinar después de seguir su consejo de casarse con su hermanastra.

Con todo, la aceptación romana del matrimonio consanguíneo, incluido entre primos, varió mucho. El derecho romano temprano lo prohibía, pero fue tolerado bajo el Imperio incluso cuando la Iglesia ya se mostraba firme en su prohibición.

Paradójicamente, el primer emperador cristiano, Constantino, buscó la consolidación de su dinastía y del cristianismo a través de matrimonios entre primos por parte de padre. Sus hijos Constancio y Helena se casaron con hijos de hermanastros del emperador. Constancio y su hermano Constante, sin embargo, llegaron a castigar con la muerte la unión entre tío y sobrina.

El sobrino de Constantino, Juliano el apóstata, recuperó la supuesta laxitud de la religión pagana. Con la restauración del cristianismo por Teodosio se condenó por ley el matrimonio entre primos. Su hijo Arcadio, emperador romano de Oriente volvió a legalizarlo, a diferencia de su hermano menor, Honorio, emperador romano de Occidente, el cual, habiéndose casado con la hermana de su difunta esposa, estableció para la unión entre primos la exigencia de dispensa imperial. Más tarde será de nuevo legalizada.

¡Prohibido!, si es de baja graduación

Cuenta Beda el Venerable que, hacia el año 596, Agustín, quien se convertirá en el primer arzobispo de Canterbury, fue enviado por el papa Gregorio I al reino de Kent, en Inglaterra, con instrucciones sobre el buen matrimonio cristiano. Una vez allí solicitó aclaraciones por escrito. ¿Hasta qué grado puede el cristiano contraer matrimonio con sus parientes?, preguntó. Según Beda, la respuesta del papa fue la siguiente: «En el estado romano, cierta ley profana permite que los primos se casen. Pero la experiencia muestra que los hijos de tales matrimonios no disfrutan de buena salud. La ley sagrada prohíbe descubrir la desnudez de los parientes. De aquí la necesidad de que los fieles solo contraigan matrimonio con parientes en tercer o cuarto grado, mientras que los emparentados en el segundo, como hemos dicho, no deben casarse en ningún caso».

Para calcular los grados de parentesco, la Iglesia utilizó dos sistemas diferentes. El sistema romano consistía en contar el número de ancestros por los que es preciso pasar en la genealogía de la pareja, remontándonos en el tiempo desde cualquiera de sus miembros hasta llegar al ancestro que tienen en común y, descendiendo en el tiempo, desde este hasta alcanzar al otro miembro. Por ejemplo, un individuo está emparentado con su hermana en segundo grado porque el primero representa su vínculo con sus progenitores que, por supuesto, son los ancestros más próximos que comparten los hermanos; el segundo corresponde al acto que genera la hermana. De acuerdo con este sistema, la unión entre un tío y su sobrina se produciría dentro del tercer grado; entre primos hermanos en el cuarto; entre primos segundos en el sexto; entre primos terceros en el octavo, y así sucesivamente.

El sistema germánico implica la contabilización del número de generaciones que separan a la pareja de su ancestro común, es decir, basta con contar los individuos que separan a cualquiera de sus miembros del ancestro compartido. En el caso de diferencia entre ambos linajes, se escogería el número más bajo. Por consiguiente, la unión con cualquier progenitor o entre hermanos es dentro del primer grado; entre primos lo es en el segundo; entre primos segundos en el tercero; entre primos terceros en el cuarto, etc.

Aunque la transición oficial del sistema románico al germánico por la Iglesia no se producirá hasta el siglo XI, Beda ya aplica el sistema que sirve a una mayor restricción, porque estaba abogando por la prohibición del matrimonio entre primos hermanos, aunque admitía la unión entre primos segundos y parientes más lejanos.

La Iglesia no tardó en extender la prohibición a los primos segundos, si bien no se limitaban a las parejas unidas por un vínculo de sangre, sino que además se incluía al parentesco por afinidad, que se amplía concomitantemente con el parentesco natural. Por ejemplo, no se permitía el matrimonio con la viuda de un hermano, juzgado incestuoso porque a ojos de la Iglesia había pasado a ser una hermana. Otras prácticas como la adopción y la poliginia fueron también prohibidas.

Paradójicamente, los cristianos no tardaron en prohibir los dos tipos de enlace quizás relacionado con el nacimiento de Jesús: la unión levirática y entre primos.

Las restricciones se fueron ampliando cada vez más hasta que a mediados del siglo XI el papa Nicolás II establece en una encíclica la prohibición, bajo pena de excomunión, de tomar esposa dentro del séptimo grado, lo que significaba, de acuerdo con el sistema germánico, invalidar la unión de dos primos sextos. Según el biólogo Joseph Heinrich, esto implica que cualquiera en busca de cónyuge «debía descartar como candidatos, en teoría, a una media de 2.730 primos y, potencialmente, a 10.000 familiares en general, incluida la prole, los padres y las viudas de todos y cada uno de los primos».

Pero conocer el parentesco con tal profundidad era tan complejo que la atención a los tres últimos grados se fue descuidando, hasta que, en 1215, en el cuarto concilio de Letrán, se decidió prohibir solo hasta el cuarto grado, es decir, hasta primos terceros, lo cuales tienen un tatarabuelo en común.

Estas prohibiciones se confirmaron en el concilio de Trento (1545-1563), aunque la dispensa para el matrimonio en el tercer grado será fácil de obtener. En 1537 se habían limitado al segundo grado para los indios americanos; la Iglesia católica aplicará la reducción al resto del mundo en 1917.

Las nuevas reglas se imponían con dureza a la aristocracia. Heinrich se refiere al caso del duque de Normandía, el futuro Guillermo el Conquistador, que se casó con una prima, Matilde de Flandes, razón por la que ambos fueron excomulgados por Nicolás II. Para verse libres de la excomunión y del riesgo de pasar al anatema, un ritual solemne en el que sus almas se entregarían formalmente a Satanás, cada uno de ellos erigió una abadía para la Iglesia. Otro ejemplo bien conocido del conflicto entre reyes y papas en relación con el matrimonio entre parientes estuvo en el origen de la Iglesia de Inglaterra.

Enrique escrupuloso

En 1501, Catalina de Aragón se casó con el hijo primogénito del rey de Inglaterra Enrique VII, pero el príncipe Arturo falleció al año siguiente con solo 15 años por causa de una enfermedad infecciosa. Para no perder la dote, el rey la prometió con otro hijo, a la sazón de 12 años. Cuando en 1509 suba al trono como Enrique VIII, se casarán oficialmente con dispensa papal, ya que la Iglesia no permitía en principio que fuera con la mujer de un hermano. Fruto de esta unión nació María. Otros cinco hijos, incluidos tres varones, nacieron muertos.

Cuando el rey creyó que Catalina nunca le daría un varón, pidió la anulación de un matrimonio que había durado 20 años, alegando que su esposa había sido antes prometida a su hermano. En su interpretación de las sagradas escrituras la viuda de su hermano era su propia hermana, por lo que aquella unión era ilícita ante Dios, no casta. Quizás pensó que su incapacidad para lograr un heredero varón respondía a un castigo divino.

La frecuencia de abortos sufridos por Catalina y las otras esposas de Enrique VIII se ha atribuido a una rara mutación en un gen del cromosoma X que codifica para el precursor del grupo sanguíneo Kell para el que el rey sería positivo. La mutación de esta proteína puede estar además implicada en un desorden multiorgánico conocido como síndrome de McLeod, que podría explicar su singular sintomatología. Por supuesto, la enfermedad genética y el castigo divino son hipótesis compatibles.

La interpretación del monarca deriva en último término del conocido pasaje del Génesis en el que Adán describe a Eva como «hueso de mis huesos y carne de mi carne», referido varias veces en el Nuevo Testamento. De acuerdo con él, la mujer es parte del marido, exceptuando la cabeza, claro. La superioridad del hombre sobre la mujer por su mayor resistencia a vencerse por la parte emotiva del alma venía de antiguo, ya había sido defendida por Aristóteles, por ejemplo.

Pero, si la esposa es carne y hueso del marido, entonces los cónyuges debían ser hermanos, de ahí que el rey juzgara incestuoso su matrimonio. Aunque el matrimonio tenía el beneplácito del papa, el rey argumentó que este no estaba por encima de la ley de Dios, lo que suponía desafiar la autoridad papal basándose en la Biblia. Al insistir en su interpretación, se separó a la vez de Catalina y de la Iglesia católica.

Con la ayuda de Cromwell y de las autoridades eclesiásticas del país, el matrimonio fue declarado nulo en 1533. Para entonces, el rey ya se había casado en secreto con Ana Bolena, dama de honor de la reina, quien estaba embarazada de la futura reina Isabel. A los pocos meses, Ana Bolena fue coronada y Catalina confinada en un castillo. Pero el rey no tardó en querer casarse por tercera vez. Pensó en anular su segundo matrimonio basándose en el hecho de que la hermana de Ana había sido su amante, es decir, aduciendo una vez más que se trataba de una unión incestuosa en virtud del parentesco que genera ante Dios la relación sexual, pero, sin duda rigiéndose racionalmente, decidió acusarla de adulterio, de cometer incesto con su hermano George y de conspirar contra él.

La reina será sentenciada a morir, no sin antes asistir a la condena de cuatro de sus presuntos amantes a ser descuartizados, despellejados y castrados, pero no necesariamente por este orden. Conmovido por su exesposa el Tudor concedió que el verdugo de Calais, célebre por su destreza, separe con la espada en lugar del hacha.

A la mañana siguiente, vuelve a comprometerse en secreto. Esta vez con una prima en quinto grado, Jane Seymour, quien le dará su ansiado descendiente varón, si bien al más alto precio, ya que muere en el parto. Se casa entonces con Ana de Clèves, de la que se había enamorado tras ver el retrato que de ella hiciera Hans Holbein el joven, mas no tardó en repudiarla por fea, confirmando así su amor por el arte. Para obtener la anulación del matrimonio declaró la triste ausencia de consumación, imaginamos que por platónico desajuste entre la idea y la materia.

Para poder casarse con la prima de Ana Bolena, Catherine Howard, quien al igual que ella acabará en el patíbulo por adulterio, Enrique VIII declaró legal el matrimonio entre primos. Y es que, de acuerdo con la idea de que marido y esposa son una sola carne (con sus huesos), Catherine Howard debía de ser su prima. A partir de ese momento, un matrimonio consumado no podrá anularse a consecuencia del parentesco, salvo en los casos mencionados en la ley de Dios, referidos principalmente en el Levítico, donde, como hemos dicho, no se alude a la unión entre primos.

El siguiente casamiento fue con Catherine Parr, quien sorprendentemente sobrevivirá a su tercer esposo, digamos del Defensor de la Fe que en el séptimo descansó. Catherine se casará por cuarta vez con el hermano de Jane Seymour.

El hijo de esta será entronizado como Eduardo VI en 1547, aunque morirá poco después, como su tío a los 15 años. Tanto cisma religioso, político y anatómico, no sirvió para impedir que la hija de Catalina, María Tudor, casada con el rey español Felipe II, con el permiso del papa, ya que María y el padre de su esposo, el emperador Carlos V, eran primos, ascienda al trono inglés y restaure la antigua religión con la correspondiente prohibición.

Sin haber dejado descendencia, a la muerte de María reinará Isabel, restableciendo la reforma de su padre, que incluía la legalización del matrimonio entre primos. Su viudo pedirá a Isabel matrimonio, petición que esta declinó con idéntica discreción, entre otras razones para poder poner fin a esta rocambolesca historia, ya que de haber aceptado su matrimonio sería análogo al que contrajera su padre con Catalina de Aragón, lo que implicaba reconocer su validez y, por tanto, que ella era hija ilegítima. La sucederá un hijo de primos, Jacobo I, buen amigo del interesante conde de Gondomar, pero esa es ya otra historia...

La génesis de los raros (no solo ingleses)

En la estela de antropólogos como Jack Goody e historiadores como Michael Mitteraruer, Heinrich ha argumentado que la política de la Iglesia sobre la familia y el matrimonio confluyó en un programa cuya ejecución terminó por disolver las estructuras basadas en el parentesco que Europa tenía en común con gran parte del mundo.

El programa incluía la prohibición de la poliginia y el concubinato; del divorcio y las nuevas nupcias; del matrimonio consanguíneo y entre afines; la definición del parentesco espiritual, esto es, de los padrinos, con los cuales también estaba prohibida la unión; la prohibición de la adopción, de manera que si la madre no podía cuidar de los hijos debían ser los padrinos o la Iglesia los encargados de hacerlo; difundió la noción de «hijo ilegítimo», por la que se privaba del derecho de herencia a todo niño que no hubiese nacido en el seno del matrimonio legal, cristiano; exigió el consentimiento público de los novios, dificultando que el matrimonio pudiera concertarse, lo que favoreció el amor romántico; promovió el establecimiento de los recién casados en un hogar diferente al del novio, rompiendo con la costumbre; favoreció la titularidad individual de la propiedad y la libertad de cada individuo para decidir quién la heredaría tras su muerte...

Con el vacilante desarrollo de este programa, la Iglesia fue debilitando el poder patriarcal de clanes y parentelas, al mismo tiempo que se enriquecía como consecuencia de un incremento sustancial de las herencias que terminaban en su posesión. Dado que las uniones consanguíneas favorecían la retención de la heredad por la familia, su prohibición posibilitaba su canalización hacia la Iglesia por la falta de herederos. En las palabras de Jack Goody: «cualquier sistema directo de herencia (aquel en el que los hijos son los principales beneficiarios de la riqueza y del estatus de los padres) tiene que hacer frente al hecho de que aproximadamente el 20% de las parejas solo tendrá hijas y que otro 20% no tendrá progenie [...]. Ahora bien, prohíbase el matrimonio entre parientes, combátase la adopción, condénese la poliginia, el concubinato, el divorcio, así como el nuevo matrimonio, y el 40% de las familias quedará sin herederos varones directos».

De acuerdo con Joseph Heinrich, estos cambios permitieron la evolución de peculiaridades psicológicas características de las sociedades de origen europeo, industrializadas y democráticas, como la tendencia al individualismo manifestada, por ejemplo, en su celo por proteger la propiedad, ya sea material o intelectual; un menor grado de conformismo y de lealtad al grupo; y una mayor confianza en el pensamiento analítico frente a la aproximación holística. Semejante transformación por un proceso de evolución cultural radicada en la prohibición del matrimonio entre parientes hizo de nosotros, en la expresión de este investigador, «las personas más raras del mundo».

Todos fuimos engendros

La respuesta que Beda puso en boca del papa es interesante no solo porque expresa un cambio que el cristianismo estaba introduciendo en Roma y, por extensión, en toda Europa, esto es, la prohibición del matrimonio entre primos, sino por su justificación en términos médicos, seguramente influido por la defensa del conocimiento de la naturaleza como muestra de apreciación de la obra de Dios en la que tanto había insistido Isidoro de Sevilla. Pero la motivación que prevaleció fue la consideración de la unión sexual entre parientes como una afrenta a Dios.

Ambrosio de Milán, quien bautizó a Agustín de Hipona, ya se había referido al daño sufrido por los hijos de parientes cercanos, pero cuando trata de disuadir a un patriarca de casar a su hijo con la hija de su media hermana se refiere a la ley de Dios. Tomás de Aquino recurrirá al mismo argumento para juzgar el matrimonio entre parientes contrario a la ley natural, que en esencia comprendía como una expresión de la voluntad divina.

Las malformaciones observadas en los recién nacidos, así como otros males manifestados poco después de nacer, fueron en general interpretados como un castigo divino y no como un defecto congénito, y menos aún hereditario. La racionalización de algunas enfermedades como hereditarias no se producirá hasta comienzos de la Edad Moderna.

Antaño no se comprendía la procreación como se hace hoy, separando los procesos de herencia y desarrollo, sino como una especie de imperfecta replicación en la que cada hijo constituía un acto de creación. Ni siquiera se hablaba propiamente de reproducción. En palabras de François Jacob, «los seres no se reproducían: eran engendrados».

Hasta mediados del siglo XVIII, la reproducción es sobre todo la resurrección de los muertos en el día del Juicio Final. La Mettrie, Maupertuis y Buffon fueron pioneros en hacer la traslación semántica desde su contexto teológico original a las ciencias de la vida, usando «reproducción» para significar la repetición de los rasgos en la descendencia, en contraposición a «generación», entendida como la creación activa de la novedad en el organismo. Pero ambas, reproducción y generación, permanencia y variación, se interpretaron como aspectos distintos del proceso de construcción orgánica, el cual estaba bajo la influencia astrológica, entre otras muchas de carácter ambiental, formando parte de una cosmovisión estática y jerarquizada. La procreación aseguraba de este modo la sustitución de los padres por los hijos dentro del orden natural de las cosas.

Durante siglos, la herencia biológica se percibirá subsumida en el proceso de desarrollo del germen; se creerá que los padres «imprimen» los caracteres sobre su semilla; y que la progenie se desarrolla bajo el «recuerdo» de la estructura parental entre una serie de influencias que debían conservarse.

Los médicos escolásticos llegaron a referirse a la aparición de enfermedades que, siendo raras en la población en general, eran frecuentes en algunas familias. El término «hereditario» comienza a utilizarse con este sentido en la Edad Media y posteriormente de manera explícita en los escritos de Dino del Garbo y Jean Fernel, pero la causa de su recurrencia no se percibía estrictamente en la consanguinidad, ni siquiera cuando se tenía en cuenta para contraer matrimonio. Por ejemplo, el mercader florentino del siglo xiv Paolo da Certaldo aconsejaba a todo aquel que deseaba casarse comprobar antes si ese tipo de enfermedades se presentaban en la familia de la novia para evitar su reproducción en la progenie, pero su discurso se inscribía todavía en un marco más teológico que natural.

Castigo divino y Renacimiento

La obra *Lot y sus hijas* de Luca Giordano alude a un episodio relatado en el Génesis donde, preocupadas por no hallar varones en la tierra, dos hijas embriagan a su padre para yacer con él y asegurarse la progenie que prolongue el linaje. Lot, sobrino de Abraham, era el único justo en las invertidas Gomorra y Sodoma, de ahí que fuera advertido de su próxima destrucción. Esto le permitió huir en compañía de su esposa y de sus dos hijas preocupadas por el futuro de la estirpe. La madre, sin embargo, no pudo evitar mirar atrás, hacia el gran espectáculo de fuego y azufre caídos del cielo. Por una curiosa reacción fisicoquímica se volvió sal.

En Sodoma y Gomorra Yahvé castigó el exceso, lo mismo que en el mundo griego las Erinias castigaban la *hibris*, el orgullo nacido de la inconsciencia de la propia limitación, de la imperfección que es inherente a nuestra naturaleza mortal, incapaz de mantenerle la mirada a la divinidad; exceso manifestado en el pecado de lujuria, en el desenfreno que conduce a la unión ilícita, no casta, el incesto, en su sentido etimológico. Esta unión *contra natura* producto de un abuso de la libertad, el libertinaje, se percibía capaz de destruir el orden familiar y social.

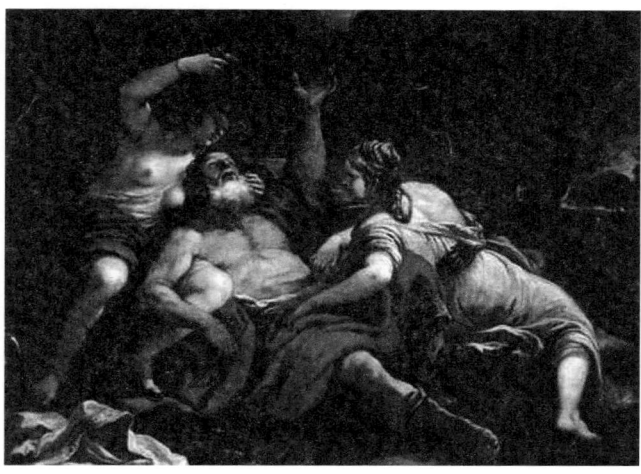

Lot y sus hijas, por Luca Giordano

En un comentario a la obra de Dante, Bocaccio dice de la lujuria que «es un vicio natural con el que la naturaleza incita en los animales a que macho y hembra procreen, lo cual muy juiciosamente hace la naturaleza, con lo que en el acto del coito cada animal genera a su semejante y así continúa la especie». Pero, mientras que para cualquier otro animal el coito ocurre en tiempos determinados, lo que el biólogo denomina ‹estro» o período de celo, la naturaleza no puso estas leyes en los hombres, proporcionándole una libertad que traiciona con la lujuria; ofensa a Dios y su creación que implica un castigo corporal, ya que la lujuria, dice Bocaccio, «disminuye el cerebro, vacía los huesos, estropea el estómago, deja sin memoria, embota el ingenio, debilita la visión y reduce toda fuerza corporal casi a la nada».

El pago de la ofensa de los padres se exige a sus representantes en aquel orden, ya que la relación sexual consanguínea, debió creer el cristiano del Renacimiento varios siglos después de Beda y su recordatorio del papa Gregorio, es castigada con la pobre salud de los hijos.

Impresión sobre una gota de agua

A finales del siglo XVI, se pregunta Michel de Montaigne «¿Qué prodigio no es que la gota de simiente por la cual somos producidos contenga las impresiones no sólo de la forma corporal, sino incluso de los pensamientos e inclinaciones de nuestros padres? ¿Esta gota de agua, dónde alberga ese infinito número de formas? ¿Y cómo transportan esas semejanzas de curso tan azaroso e irregular que el bisnieto se parecerá al bisabuelo y el sobrino al tío?» Aquejado de cálculos en la vejiga, al igual que su padre a su misma edad, se pregunta: «¿Dónde se incubaba todo este tiempo la inclinación a esta dolencia? ¿Y, hallándose tan lejos de la enfermedad, la minúscula porción de sustancia con la que me fraguó, cómo contenía por su parte una impresión tan grande? ¿Y cómo estaba además tan oculta que, cuarenta y cinco años después, he empezado a verme afectado por ella, el único hasta ahora entre tantos hermanos y hermanas, y todos de la misma madre? «A quien me explique este proceso, le creeré en todos los demás milagros que le vengan en gana, con tal de que no me dé por respuesta, como suele hacerse, una doctrina mucho más difícil y fantástica que la cosa misma».

Su contemporáneo Ambroise Paré, médico cirujano y consejero de cuatro reyes de Francia, destaca que «los niños no sólo se asemejan a sus padres por su constitución, es decir, si son grandes o pequeños, gruesos o delgados, derechos o jorobados, cojos o torcidos, por su manera de hablar y de caminar; sino además por las enfermedades que sufren sus padres, que se llaman hereditarias, como se ve en los leprosos, gotosos, epilépticos, enfermos de cálculos, espleníticos y asmáticos. Por lo cual, quien sea gotoso, leproso o tenga alguna de tales afecciones si engendra un niño, éste difícilmente podrá evitar sufrir las enfermedades del padre y de la madre, aunque ello no ocurre siempre, como la experiencia nos demuestra; y esto es así por la bondad de la semilla de la mujer y la fría temperatura de la matriz que corrige la incontinencia del semen viril, del mismo modo que el del hombre puede corregir la de la mujer».

El primer tratado específicamente dedicado a las enfermedades hereditarias se publica en 1605, casi a la vez que la primera parte de el *Quijote* con el título *De morbis hereditariis*. En él afirma su autor, Luis Mercado, médico de cámara de los reyes españoles Felipe II y de su hijo Felipe III, que las enfermedades hereditarias implican un cambio permanente en la semilla.

En plena consonancia con la tradición galénica, Mercado admite que la causa responsable del aspecto de la progenie es la mezcla de semillas, masculina y femenina, así como la posibilidad de «impresión» de un «carácter» anormal en el germen perdurable durante generaciones. Califica las enfermedades hereditarias como «incurables», pero sostiene, al igual que Paré, que el carácter enfermizo de un individuo puede ser en principio contrarrestado en su descendencia por el carácter saludable del otro progenitor, de manera que la enfermedad podría evitarse con la elección de la esposa apropiada, una estrategia que, sin embargo, no impediría su reaparición en generaciones sucesivas.

Todavía hoy, el término «carácter» conserva en español su sentido original de una imagen que se imprime sobre algo, por ejemplo, en la acuñación de monedas; de hierro con el que se distingue al ganado; la señal espiritual grabada en la persona por efecto del sacramento; así como el signo de escritura. Mercado utiliza la palabra latina *sigillatio*, derivada del término teológico que significaba la esencia invisible e indeleble de los sacramentos.

Y es que el lenguaje alimenta desde la profundidad del tiempo el prejuicio contemporáneo de entender erróneamente las enfermedades llamadas genéticas como resultantes de una influencia intangible al margen del ambiente, la «información» contenida en el genoma, cuya expresión se percibe inevitable y resistente a toda intervención, a menos que se sustituya el «carácter» pernicioso con la corrección del «programa» genético, editando su «mensaje», sustituyendo un signo escrito por otro.

Casarse con extrañas o matarse con extraños

El incesto es la relación sexual entre individuos cuyo matrimonio está prohibido en virtud de su parentesco. La prohibición de casarse dentro de la familia nuclear ya sea entre hermanos, medio hermanos o un hijo con su progenitor es prácticamente universal, con la única excepción de ciertos casos relacionados con el incesto dinástico. Las relaciones entre tío/a y sobrina/o y entre primos hermanos dobles, suelen incluirse dependiendo de la sociedad.

La práctica universalidad de dicha prohibición se ha explicado con varias teorías. A finales del siglo XIX, el antropólogo Lewis Henry Morgan, que estaba casado con su prima, sostuvo que el origen del tabú del incesto se halla en la percepción de las sociedades primitivas de una mayor frecuencia de problemas de salud en la progenie de padres consanguíneos comparado con la de individuos no emparentados.

John F. McLennan y él pensaban que el tabú del incesto marcaba la transición desde el salvajismo, caracterizado por la promiscuidad, a la civilización. Ambos explicaron la búsqueda de cónyuge fuera del grupo o exogamia, término acuñado por McLennan, aludiendo a la selección natural contra la descendencia de los individuos emparentados. Sin embargo, dicha búsqueda suele presentarse asociada a una regla, el matrimonio preferencial de primos cruzados, que favorece la unión con la hija del hermano de la madre, mucho más común que con la hija de la hermana del padre. Los primos paralelos, es decir, los hijos de dos hermanos o de dos hermanas, suelen incluirse en el tabú. Dado que estas variedades de matrimonio entre primos comportan idéntico grado de consanguinidad en términos genéticos, la persistencia del tabú debe explicarse por la obtención de ventajas culturales, además de biológicas. Y es que la evidencia de perjuicio asociado a la relación consanguínea no significa necesariamente que sea la causa de su interdicción o que no intervengan otras razones.

Uno de los primeros en señalar hacia posibles ventajas culturales fue Edward B. Tylor, para quien la exogamia permite establecer alianzas cruciales para la supervivencia en el conflicto entre grupos: «En la historia del mundo, las tribus salvajes han debido enfrentarse una y otra vez con la misma alternativa entre casarse con extrañas o matarse con extraños». Siguiendo a Darwin y, en especial, a Alfred R. Wallace y su énfasis en la selección de grupo, puede añadirse que la supuesta ventaja de los grupos más exogámicos podría explicar en un escenario competitivo su mayor contribución como grupo a la siguiente generación, incluyendo así una causa genético-evolutiva en la argumentación.

Otros advirtieron del efecto desorganizador que el incesto tendría sobre la sociedad patriarcal, de manera que el tabú habría surgido para canalizar el interés sexual hacia fuera de la familia nuclear protegiéndola de su potencial disolución, una idea que desarrollará Bronislaw Malinowski.

La familiaridad despierta el rechazo

Edvard Westermarck propuso que los individuos que conviven durante la infancia en un entorno afectivo sin relaciones sexuales desarrollan el rechazo a escogerse como compañeros sexuales durante la madurez. Se trata de una explicación psicológica al tabú del incesto que, en principio, no implica su evolución por selección. Sin embargo, asumiendo perjuicio para la progenie de parientes próximos, dicho comportamiento de rechazo fue interpretado como un rasgo erigido sobre una tendencia innata adaptativa. Con ese espíritu, Wallace afirmó que Westermarck había resuelto el problema del tabú del incesto.

Existe cierta evidencia del efecto Westermarck. En un estudio de casi tres mil matrimonios entre individuos que crecieron en el sistema del kibutz israelí, donde los hijos de diferentes padres se crían en estrecha relación como si pertenecieran a la misma familia, Joseph Shepher descubrió que aquellos criados juntos tendían a elegir sus parejas entre extraños con independencia de si estaban o no emparentados.

Hasta mediados del siglo xx, fue costumbre en buena parte de China y Corea la concertación del matrimonio de los hijos por los padres de acuerdo con dos modalidades: en la primera, la novia se traslada a la casa del novio y sus padres cuando el joven ha alcanzado la edad de casarse, siendo frecuente que la pareja no se conozca hasta el mismo día de la boda; en la segunda, la familia adopta una niña a la que crían como una hija con vistas a ser la futura esposa del hijo. El trabajo de Arthur Wolf en Taiwán revela que, comparado con las mujeres casadas con un extraño, aquellas que lo hicieron por la segunda modalidad tuvieron fertilidad reducida en un 40%, así como una probabilidad de divorciarse tres veces más alta y de infidelidad superior al doble.

La familiaridad despierta la atracción

En su crítica a la explicación biológica del tabú, James Frazer se refirió a cierta «dificultad lógica» (parafraseamos): «en lugar de suponer que existe una aversión al incesto a partir de la prohibición legal, deberíamos más bien pensar lo contrario, que existe un instinto natural hacia el incesto que la ley reprime, como ocurre con otros instintos cuya satisfacción perjudica los intereses de la sociedad».

Sigmund Freud desarrollará este argumento al sostener que el incesto es una inclinación natural, aunque socialmente perniciosa, y que su represión es la primera muestra de civilización. Freud interpreta la tragedia de Sófocles *Edipo rey* en clave simbólica para presentar los dos deseos que según él son esenciales al ser humano, ambos dirigidos a la matriz natural en la que fuimos engendrados: el deseo amoroso de unirse con la madre y el deseo homicida de librarse del rival paterno.

El mito primordial que construye Freud parte de una horda regentada por un padre despótico que acapara todas las hembras y somete a los hijos a una represión sexual bajo amenaza de muerte en caso de infracción del principio paterno. Los hijos se rebelan asesinando al padre al que devoran en un frenesí de violencia, como la que demuestra el joven Edipo cuando asesina a garrotazos al viajero que se cruza en su camino, ignorando que no es otro que su padre.

La prohibición del incesto se explicaría como la expiación de un pecado original: el asesinato del padre acaparador de las mujeres del clan, una explicación que forma parte de un razonamiento más amplio con el que Freud pretende dar cuenta de la aparición de la cultura.

El rey representaría la única excepción. En muchas sociedades es una figura sagrada y segregada de la comunidad que llega a ser incluso sacrificada como chivo expiatorio en un ritual de purificación colectiva. Como ha dicho Eugenio Trías, solo el rey o faraón, puede realizar las proto-fantasías a partir de cuya prohibición se constituye el orden social y cultural.

Los deseos de incesto y parricidio, inconscientes, pero rigurosamente prohibidos para el común de los mortales, habrían sido realizados por los dioses en los orígenes de la creación. Edipo realiza lo que se ha de reprimir para vivir en sociedad, de ahí que sufra la culpa como un castigo. En un símbolo de la castración, se arranca los ojos tras ver lo que solo los dioses pueden soportar. La herida revela una verdad oculta al animal: que el enigma de su existencia, planteado por la misma naturaleza, la Esfinge, primitiva y cruel, solo puede resolverse a través de la razón y la cultura.

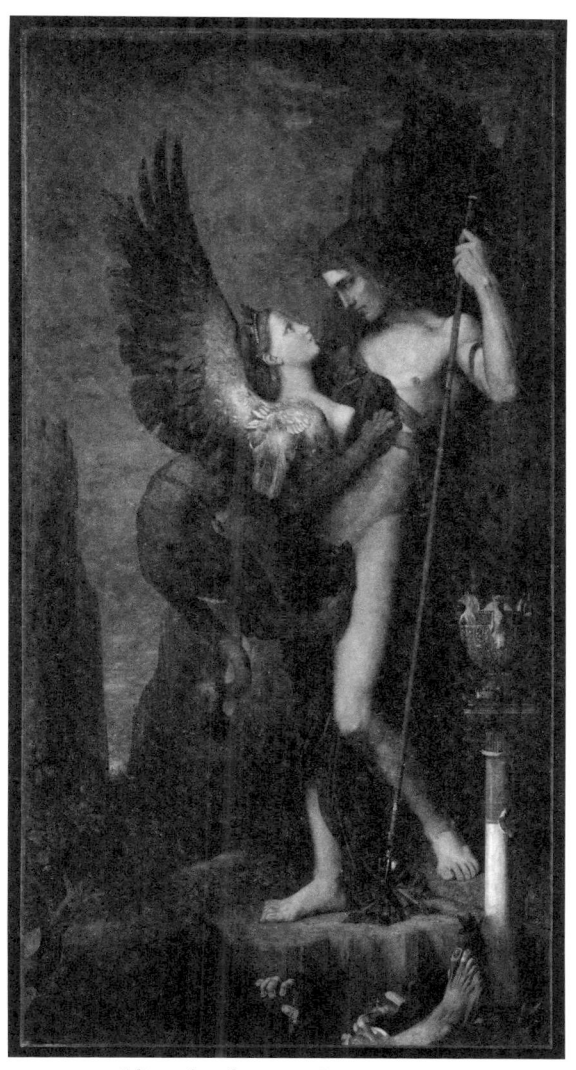

Edipo y la esfinge, por Gustave Moreau

La estructura lógica bajo la apariencia

Tanto las causas biológicas como las supuestas ventajas de la exogamia en la competencia entre grupos fueron sin embargo minusvaloradas por Claude Lévi-Strauss. Bajo la influencia de Freud, Marx, y de la lingüística y su convergencia con la cibernética en una teoría general la comunicación, postuló la reciprocidad como un rasgo fundamental de la psique humana, además de la existencia de estructuras lógicas en las costumbres matrimoniales conducentes a la solidaridad social.

En relación con el intercambio directo de mujeres entre grupos, donde se entregan hermanas a cambio de esposas, Lévi-Strauss descubrió que el mayor grado de integración social se logra mediante el matrimonio con la hija del hermano de la madre. Como hemos dicho, esta forma de matrimonio entre primos cruzados es mucho más frecuente que la modalidad patrilateral (*i.e.*, con la hija del hermano del padre), lo cual es exactamente lo esperado si hubiese una tendencia a optimizar la integración grupal a través del intercambio.

Con respecto a la antigua creencia popular en los efectos perjudiciales de la consanguinidad, aceptada por autores como Darwin, Morgan y Westermarck, Lévi-Strauss admitió que podría verse sustentada por los experimentos genéticos que Edward M. East había llevado a cabo con maíz, pero también indicaban, en su opinión, la atenuación del perjuicio en el caso humano si la consanguinidad hubiese sido frecuente desde el principio debido a una suerte de purga selectiva de las variantes génicas deletéreas en las poblaciones. Puesto que los grupos primitivos se caracterizaron por su pequeño tamaño, la explicación al tabú del incesto es para Lévi-Strauss sociológica más que genética, ya que básicamente funciona como un instrumento de intercambio y apertura intergrupal.

Sade se ríe de Rousseau

El auténtico maestro de Levi-Strauss no fueron, en la opinión de George Steiner, ni Freud ni Marx, sino Rousseau. La visión romántica de Rousseau incluye a un hombre solidario por naturaleza y una naturaleza siempre benévola. Sade satiriza esta concepción aludiendo a la «naturaleza de dientes y garras rojas», en la expresión de Alfred Tennyson, nacido el mismo año que Darwin. «Lo que hay que hacer es seguir a la naturaleza, dice Rousseau. Sade asiente con una risa siniestra»; estas son palabras de Camille Paglia, quien nos recuerda que mientras el judeocristianismo elevó al hombre por encima de la naturaleza, Sade, como Darwin, lo inserta en el reino animal, a merced de las fuerzas biológicas. Sade y Rousseau exaltan la naturaleza, pero proyectan en ella valores opuestos. El incesto debería ser la base de todo Estado cuya divisa sea la fraternidad, descarga el marqués.

Aunque Sade anticipa en este sentido a Darwin y la concepción freudiana del incesto como una inclinación natural, Darwin y Freud se inscriben en tradiciones distintas, ya presentadas por Platón.

La ley no escrita

En los diálogos platónicos se presentan dos tesis antagónicas respecto a si las normas morales son meramente el resultado de acuerdos y costumbres humanas o tienen un fundamento natural. En el *Protágoras*, Platón pone en palabras del sofista homónimo la idea de que la moral convencional deriva de la naturaleza; en el *Gorgias*, Calicles sostiene que la moral es un invento de los débiles para protegerse del derecho natural a imponerse sobre los demás que tendrían los más fuertes, una tesis que influirá en Sade, en el darwinismo social de Spencer, y en la «moral del esclavo» de Nietzsche, básicamente la exhibición del sufrimiento como una virtud y el nervio como un motivo de vergüenza. También en *La República* el sofista Glaucón contrapone la ley o la cultura al interés propio, asumiendo que el hombre es egoísta por naturaleza, y Trasímaco afirma que lo justo no es sino la ventaja del más fuerte.

Platón y Aristóteles defienden la existencia de lo justo por naturaleza, una suerte de derecho o «ley natural». El primero afirma en *Las Leyes* que evitar el incesto responde a una «ley no escrita» ínsita en el ser humano y que las leyes de la ciudad no deben ser meramente convencionales, sino estar en consonancia con la naturaleza. Asimismo, el Sócrates de Jenofonte argumenta que las leyes de la naturaleza fueron legisladas por los dioses, por lo que su violación comporta penurias naturales; ilustra su argumento con la prohibición del incesto, advirtiendo de que quienes no la respetan suelen tener una progenie enfermiza.

La idea de «ley natural» fue desarrollada por el estoicismo romano, si bien alcanzó su forma más completa en la elaboración de Tomás de Aquino. Este la comprendió como expresión de la voluntad de Dios. De acuerdo con la interpretación empirista que de sus ideas hace Larry Arnhart, la ley natural hunde sus raíces en los instintos humanos. Como otros animales, el hombre estaría para el Aquinate naturalmente inclinado hacia la unión sexual y el cuidado de la progenie. De hecho, se refiere a la disposición al matrimonio como un instinto natural cuyo fin es asegurar el cuidado de los niños y el vínculo entre los miembros de ambos sexos, algo particularmente importante en nuestra especie, habida cuenta del mayor grado de dependencia y capacidad para el aprendizaje en el seno familiar del neonato en comparación con otros animales.

Tomás de Aquino condena el matrimonio entre parientes porque es contrario a dicha ley natural. Además de señalar que la descendencia de tales uniones es con frecuencia defectuosa, afirma que el incesto afectaría negativamente a las relaciones familiares, impidiendo la reverencia que los hijos deben a sus padres, así como el establecimiento de relaciones convenientes entre familias distintas. Los seres humanos manifiestan un rechazo natural al incesto porque es voluntad de Dios garantizar de ese modo el orden en su creación.

La creencia en una fuente natural de autoridad moral está así relacionada con la identificación de la naturaleza con la divinidad o la observación de un supuesto equilibrio natural como un signo de la bondad del creador. En su carta a los romanos, Pablo afirma, de acuerdo con Platón y Aristóteles: «No porque hay pecado hay ley, sino porque hay ley hay pecado».

Si la consideración como pecado de la unión entre primos y, por tanto, su prohibición por la Iglesia no podía fundamentarse claramente en la Biblia, más allá de la vaga alusión al impedimento de «descubrir la desnudez de los parientes», el otro libro divino, la naturaleza, no dejaba lugar a dudas porque, en las palabras de Beda antes citadas, «sabemos por experiencia que los hijos de tales matrimonios no disfrutan de buena salud».

Borrón y cuenta nueva

La ruptura moderna con la tradición aristotélica está bien representada por la negativa de Thomas Hobbes a considerar al hombre un animal político y social por naturaleza. Para Hobbes, el orden social no radica en nuestra naturaleza biológica, sino que requiere su conquista por la razón. Si el ser humano logra vivir en sociedad es gracias a la educación, a un aprendizaje que se opone a sus inclinaciones naturales. La idea será desarrollada por Kant y su concepción de la cultura como un artificio con el que el ser humano logra trascender su animalidad, liberarse del imperativo biológico que regiría sobre el resto de las especies carentes de la capacidad de raciocinio.

Hobbes fue el primero en traducir a Tucídides, conocedor de la retórica sofística, directamente del griego al inglés, atraído por su menosprecio de la democracia. En su relato de la guerra en Córcira halla Hobbes su inspiración para afirmar que el hombre es un ser salvaje y antisocial, un lobo para el hombre, que debe ser dominado mediante la ley.

Al igual que Hobbes, Freud se inscribe en esa tradición que comprende la cultura humana como el efecto del dominio racional sobre los instintos agresivos y sexuales, entre ellos el incesto, que supuestamente caracterizan a nuestra especie.

En la última obra de teatro de Shakespeare, *La Tempestad*, el personaje de Calibán, un engendro del demonio contrahecho y deforme simboliza ese elemento instintivo del ser humano, su deleznable fundamento animal, al mismo tiempo que encarna la esclavitud física de la que estaría libre Ariel, su contrapartida, un espíritu bondadoso, bello e ingenuo. Hobbes y Freud sitúan a Calibán en el centro del hombre, mientras que Rousseau ve en el niño a ese genio del bosque amenazado por la cultura. Pero los cuatro fantásticos, Hobbes, Rousseau, Shakespeare y Freud, imaginan una naturaleza innata en pie de guerra con la educación.

La separación entre la descripción de cómo son las cosas, perteneciente al ámbito de lo natural abordable a través de la ciencia, y la prescripción sobre cómo deberían ser, perteneciente al ámbito de la moral, se atribuye generalmente a David Hume. Dada semejante dicotomía, realizar la transición desde el «es» al «debe» es incurrir en la «falacia naturalista», en la expresión de George E. Moore.

Con independencia de la evidencia genética tras la observación de Beda y de muchos otros antes y después de él, de la que nos ocuparemos sobre todo en el próximo capítulo, tal acto de proyección no solo es falaz, sino moralmente pernicioso para John Stuart Mill, ya que «no deberíamos considerar en absoluto lo que hace la naturaleza, sino lo que es bueno hacer».

Si crees que por fin está claro, ¡olvídalo!

Que los valores morales no pueden lógicamente derivarse de hechos naturales es una objeción habitual al naturalismo ético de corte darwiniano que subyace en la explicación de Westermarck del tabú del incesto.

Recordemos que Westermarck parte de la idea de que la consanguinidad comporta un perjuicio para la descendencia y, por tanto, una menor aptitud, de modo que la selección natural debería favorecer cualquier disposición mental a sentir rechazo a la unión sexual con aquellos con los que se ha compartido la infancia. Estos sentimientos habrían conducido a los seres humanos a la desaprobación moral del incesto, expresándose culturalmente de manera variable como un tabú. De acuerdo con esto, el tabú del incesto refleja la posibilidad de basar la ética, al menos en parte, en emociones conformadas hasta cierto punto por la selección natural a lo largo de un proceso evolutivo.

Aunque nuestra definición de los hechos puede estar afectada por la asunción de ciertos valores y viceversa, Arnhart ha defendido la compatibilidad del naturalismo ético con dicha separación, pero no con el idealismo kantiano porque para Kant el «deber» pertenece a un ámbito independiente de la causalidad natural. Sin embargo, con el enfoque empirista de Hume es en teoría posible que el sentimiento moral no sea consecuencia exclusiva de la razón, sino que se vea influido por comportamientos enraizados en nuestra constitución biológica.

Como Hobbes, Kant se inscribe en esa tradición ilustrada que entiende la cultura como el dominio de una naturaleza egoísta a través de la sumisión a reglas morales que son el producto de la sola razón y que presupone la nítida separación entre naturaleza y cultura, pero esta oposición responde a un principio metafísico propio de la mentalidad occidental.

El naturalismo ético forma parte de la tradición platónico-aristotélica o, si se prefiere, socrática, en contraposición a la sofística, una tradición que, si bien reconoce la importancia de la razón en la motivación de los juicios morales, deja paso a emociones radicadas en la naturaleza. Desde este punto de vista, la cultura resultaría menos de una conquista o un combate a muerte con la carne que de la fina negociación que exige un cultivo o un baile.

La pretensión de Edward O. Wilson de enraizar la sociabilidad humana en la evolución biológica, acusado de determinismo génico por dos autores tan influidos por el pensamiento judío y marxista como eran Richard Lewontin y Stephen Jay Gould, representa en cierto modo la versión contemporánea de aquel naturalismo de origen aristotélico. Dejando al margen la confusión entre tanto adjetivo: «genético», «heredable», «innato», «congénito», «instintivo»…, el error de definir el instinto como un comportamiento genéticamente programado, en el sentido de desarrollarse al margen de efectos no genéticos, y de ver las instrucciones del desarrollo orgánico «grabadas» en un «programa» predefinido, el rechazo a cualquier predisposición biológica en el comportamiento humano podría ser un reflejo de la drástica separación entre la cultura y la naturaleza en el aseado espejo judeocristiano.

Betanzos & Co.

Los hawaianos creían en una fuerza impersonal llamada *mana* presente en cosas o personas. En estas últimas constituía un elemento divino cuya cantidad dependía de la genealogía. Nadie tenía tanto *mana* como el rey. La segunda persona con más cantidad era su hermana, lo que la convertía en la esposa idónea para retener el mágico don. Con el matrimonio entre hermanos los hawaianos limitaban además los conflictos por la sucesión al reducir mucho el número de personas con derecho a reinar. Otros pueblos han resuelto este problema mediante la primogenitura, por ejemplo.

Como en el Hawái tradicional, los reyes incas se casaban entre hermanos. La mayor parte de lo que sabemos de sus mitos y costumbres se debe al trabajo de conquistadores españoles como Cieza de León y Juan de Betanzos, quien acompañó a Francisco Pizarro. En 1541, Betanzos se casó con la sobrina del rey inca, Huayna Cápac, aprendió quechua y a instancias del virrey del Perú, Antonio de Mendoza, escribió una historia del imperio. Bajo la iniciativa del cuarto virrey, Francisco de Toledo, se puso en marcha un programa de investigación de la mitología inca que se plasmó en las obras de Polo de Ondegardo, Sarmiento de Gamboa y José de Acosta, entre otros.

Otra fuente importante es la crónica de Garcilaso de la Vega. Nacido en Cuzco en 1539, era hijo de un conquistador, del que tomó el nombre, y una princesa inca. Asimismo, destacan las obras del jesuita Bernabé Cobo y de los nativos convertidos al cristianismo Felipe Guamán Poma de Ayala y Juan de Santacruz Pachacuti Yamqui.

Sin embargo, no está claro dónde termina el mito para dar paso a la realidad, al menos en relación con el matrimonio entre hermanos. Los ancestros de los incas se presentan como un grupo de cuatro parejas de hermanos que salieron por la cueva central de cierta montaña al sur de

Cuzco, en un lugar llamado Facaritambo. Betanzos afirma que tales ancestros estaban ya unidos en matrimonio. El hermano mayor, Ayar Manco, se hará con el poder tras competir con sus hermanos. El más joven se transformó en una piedra, pero antes, dice Betanzos, voló hasta alcanzar el sol, quien le habría dicho que su hermano debía cambiarse el nombre por el de Manco Cápac y dirigirse al valle de Cuzco en compañía de las cuatro mujeres, conquistar a los nativos y fundar allí un culto solar.

Con el hijo que este tuvo con una de sus hermanas habría comenzado la dinastía inca. Los españoles llegaron siglos después, cuando dos hijos del rey Guana Cápac, Huáscar y Atahualpa, nacidos de mujeres diferentes, se disputaban el trono.

La imagen viviente de un dios

Según la mitología Egipcia Atum o «señor de la totalidad» se creó a sí mismo desde las profundas aguas del Nun, para más tarde reproducirse por autofecundación, generando a los dos primeros seres sexualmente diferenciados: Shu, una fuerza vital asociada con la luz solar y la sequedad, y su hermana y esposa Tefnut, asociada con aquella oscuridad acuática. La unión entre estos dioses invisibles dará lugar a los visibles: Geb (la tierra) y Nut (el cielo), los cuales serán padres de cuatro hijos que contraerán matrimonio entre ellos: Osiris con Isis y Seth con su otra hermana Neftis.

Los matrimonios reales entre hermanos fueron alentados en el Egipto faraónico por las dinastías XVIII y XIX porque señalaban el carácter divino de la familia real, aunque nunca fueron obligatorios. Amosis I escogió a su hermana como Gran Esposa Real y la nombró «Esposa del dios». Amenofis I se casó con su hermana, y Tutmosis I, II y III se casaron con medias hermanas. Ramsés II y Merenptah tenían entre sus muchas esposas tanto hermanas como medias hermanas. Pero entre las esposas secundarias y concubinas de los faraones había a menudo mujeres con las que no estaban emparentados.

A comienzos de la dinastía XVIII, Ra, el dios de la ciudad que los griegos llamaban Heliópolis se fusionó con Amón, la divinidad local de la capital Tebas. Dos siglos más tarde, cuando Amenhotep IV ascendió al trono, Amón-Ra, de origen solar, era el rey de los dioses. Pero el faraón adoraba el Sol de un modo especial, como la deidad Atón, un dios menor con el que ya se había asociado a su padre, hasta el punto de hacer de ella la única digna de adoración, lo cual no tenía precedentes en Egipto.

La revolución religiosa de este faraón implicó el traslado de la capital desde Tebas hasta la actual Amarna, donde se erigió la ciudad en honor a Atón. Amenhotep, esto es, «Amón está contento», adoptó el nombre de Akenatón, el «benefactor de Atón»; y Amón se ensombreció.

En el 1350 a. C Akenatón se casó con Nefertiti, quien será nombrada Gran Esposa Real. Algunos egiptólogos creen que no estaba relacionada con la familia del faraón. La pareja tuvo seis hijas. En algunos bajorrelieves se las ve en compañía de su padre, a quien se muestra besándolas. Esta referencia a escenas cotidianas sugiere una revolución estética, además de religiosa, al menos en cuanto a la representación artística de la familia real, puesto que adoptó un carácter más naturalista.

La imagen de Akenatón es inusual: el tejido adiposo de su cuerpo tiene una distribución casi femenina, incluyendo su acumulación en pechos, vientre, muslos y nalgas; pero tiene la mandíbula proyectada hacia adelante, los labios engrosados y el cráneo ovalado, un rasgo observado también en Nefertiti y varias de sus hijas.

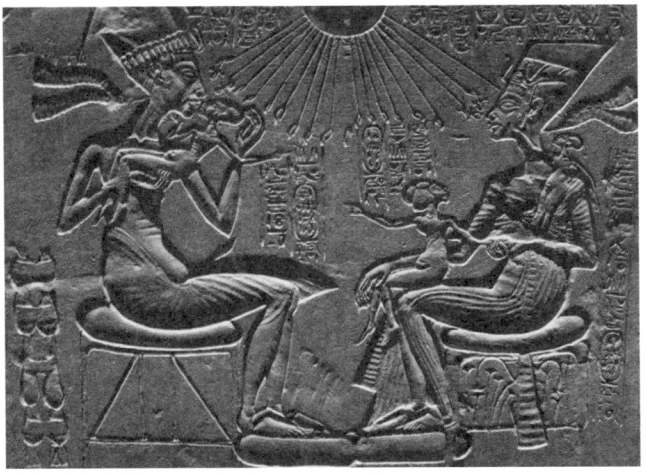

Bajorrelieve que muestra la familia de Akhenatón

Sin embargo, el célebre busto de Nefertiti ofrece una imagen en cierto sentido antitética a la de su marido. Paglia dice de ella que es el triunfo de la imagen apolínea sobre la deformidad y el horror de la madre tierra que ilustra la Venus de Willendorf; pura cabeza, destilado intelectual, muestra de la elegancia que en su opinión inventa un pueblo que admira los senos pequeños, asimismo apreciable en el pulido rostro del resto de los faraones. Este modelo contrasta con la frenética multiplicación en la oscura profundidad de lo vivo; el derroche incontenible, en la noción de Georges Bataille, de la naturaleza en su confrontación con la supuesta exterioridad de la ley de la selección natural, ese cincel que le dará forma eficaz precisamente por sustracción.

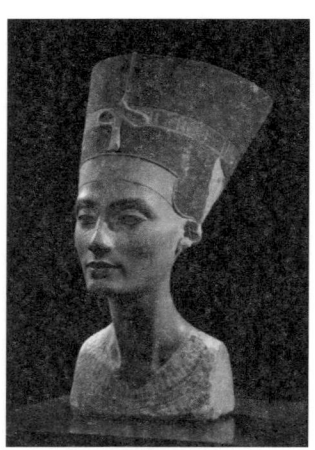 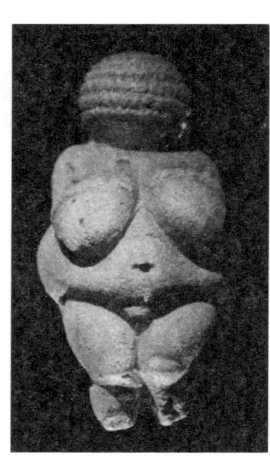

Busto de Nefertiti   Venus de Willendorff

No hay evidencia de la patología o deformación artificial que pudiese explicar la forma del cráneo, pero es probable que no apunte a nada más que al deseo de subrayar el carácter extraordinario de la familia del faraón.

No obstante, se ha especulado con que pudiera haber sufrido distintos síndromes, incluyendo el de Klinefelter o la insensibilidad parcial a andrógenos, aunque la mayoría de ellos son incompatibles con la fertilidad no reducida, como parece ser el caso. Y siempre se puede especular en otra dirección: que los cambios religiosos y estéticos fueran de la mano; que con tan extravagante representación se buscase, como hemos dicho, resaltar el carácter único de la familia real puesto en reación con la novedad del único dios, quizás reflejando la forma de la fecundidad resultado de la ilustración divina que la lluvia de rayos solares observada en los bajorrelieves representaría. En otras palabras, la forma bien podría responder a la imagen viviente del dios sin corresponderse con el hombre.

Finalmente, cabe señalar que ambas tesis no son incompatibles, ya que la androgiria del faraón podría haber sido exhibida como un don del cielo y su sol, paradójicamente como el signo de su fecundidad.

La caída que dio alas al avestruz

El hijo y sucesor de Akenatón fue Tutankatón, nombre que significa «la imagen viviente de Atón». Rechazó el monoteísmo paterno y, como su padre, se cambió el nombre, pero con el sentido contrario. Tal vez la rebelión edípica contra el padre, símbolo del orden recibido, emerja con cada generación, pero en este caso el desafío buscaba restaurar la vieja tradición. Adoptó el nombre de Tutankamón, «la imagen viviente de Amón» y, tras un breve eclipse, Amón resplandeció de nuevo.

Análisis recientes de ADN obtenido de muestras de una momia que se sospecha podría ser la de Akenatón y de otras históricamente relacionadas, sugieren que Tutankamón era hijo del faraón y una de sus hermanas, una momia identificada como «la Dama Joven» (lo contrario sería una grosería), que muy pocos creen que se trate de Nefertiti.

El estudio de la momia cuya cabeza se descubrió cubierta por una espléndida máscara de oro con la efigie de Tutankamón y los atributos de Osiris, ha puesto de manifiesto algunos rasgos de interés. Se estima que el faraón murió con 18 años y medía 1,67; su cabeza tiene la parte superior aplanada, al igual que la de la momia atribuida a su padre; el paladar hendido; la mandíbula pequeña o la maxila prominente, un rasgo observado en otras momias de la dinastía XVIII; cierta deformidad del pie izquierdo, que algunos creen que podría haberse producido *post mortem*, y la necrosis en múltiples huesos del derecho; escoliosis; graves lesiones en el pecho, quizás producidas antes del proceso de momificación; e indicios de que se rompió la pierna izquierda poco antes de morir o en el momento de la muerte.

La arqueóloga Joyce Tyldesley ha sugerido que Tutankamón pudo haber fallecido por una violenta caída desde un carro mientras cazaba avestruces en el desierto, lejos del lugar de embalsamiento, lo que podría explicar la ausencia del corazón en la momia, así como de avestruces en el desierto.

Su frágil cuerpo se envió al más allá con el pene erecto, como solía representarse a Osiris. Hasta que un día se le cayó, lo que sucede con el tiempo. Durante años, permaneció escondido en la arena de la bandeja como la hez de un gato doméstico. Según el mito, Isis reunió todos los pedazos del cuerpo de Osiris con la excepción del falo perdido, viéndose en la necesidad de recrearlo con arcilla para poder tener a su hijo Horus. El pene había sido tragado por un pez, el oxirrinco, que por esta razón quedó excluido de la dieta de los egipcios. Suponemos que lo contrario sería como el comer una de aquellas jarritas de arcilla que harán palidecer, no es de extrañar, a las princesas del siglo XVII.

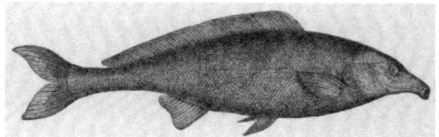

Oxirrinco

En 2006, un equipo de egiptólogos halló la joya perdida y la devolvió al regio lugar, ignoramos si con el ángulo apropiado. Mide 5 cm. Ciertamente, no era como buscar uno de sus muchos bastones, pero el experto en miembros momificados, Eduard E. Vigl, afirmó que el faraón estaba «normalmente constituido». El varón que piense que dicha medida no es suficiente para cumplir con su noble función puede imaginar el aspecto que tendría su orgullo después de 3.000 años de ser momificado.

Los dos fetos embalsamados encontrados en la tumba de Tutankamón sugieren que su esposa, de acuerdo con textos e imágenes su media hermana Ankhesenamón, habría tenido dos abortos, con los que llegó a su fin el linaje de la dinastía XVIII.

Aquel que ama a su hermana

La dinastía ptolemaica de la monarquía egipcia es de origen griego. Se remonta a Ptolomeo I, uno de los generales macedonios de Alejandro Magno, y se extiende desde la muerte de este en el 323 a.C., hasta la conquista de Egipto por los romanos en el siglo I a.C.

Ptolomeo II se divorció de su mujer con la que ya había tenido descendencia para casarse con su hermana mayor Arsínoe, quien previamente había estado casada con su medio hermano, un tipo de matrimonio que se admitía en el ámbito griego. Tras casarse con Ptolomeo II ambos adoptarán el título oficial de Filadelfo que significa «el que ama a su hermano», recuperando una antigua tradición de los faraones. Probablemente, esto favoreció la aceptación popular de aquellos reyes venidos de Grecia y su identificación con los dioses de Egipto.

De los 15 matrimonios reales que siguieron al de Ptolomeo II, 10 fueron entre hermanos, quizá 11, y protagonizaron otras uniones muy consanguíneas. Por ejemplo, Ptolomeo VI se casó con su hermana Cleopatra II, quien le dio al menos tres niños. A su muerte volvió a casarse, esta vez con su hermano pequeño Ptolomeo VII, quien se casó también con su sobrina Cleopatra III, hija de Ptolomeo VI y su hermana Cleopatra II. El trío real gobernará hasta la muerte de Ptolomeo VIII en el 116 a.C.

De acuerdo con los registros históricos, se cree que seis generaciones de Ptolomeos sufrieron de obesidad y trastornos respiratorios del sueño. En particular, de apnea obstructiva, una pausa en la respiración de varios segundos como efecto del estrechamiento de la vía respiratoria. Los tejidos de la garganta como la lengua y el paladar blando tienden a caer hacia atrás con el relajamiento de los músculos que le dan sostén, estrechando con ello la vía, sobre todo si el individuo duerme en la posición decúbito supino, tiene sobrepeso, y una mandíbula que, por ser pequeña, ofrece un pobre soporte a la musculatura.

El examen clínico de monedas y esculturas de Ptolomeo II, su esposa y hermana Arsínoe II, así como de otros miembros de la familia, ha dado pie al diagnóstico de obesidad mórbida con síndrome de fibroesclerosis multifocal, tiroiditis y proptosis (ojos «saltones»). Pero salta a la vista que a lo largo de ocho generaciones de matrimonios incestuosos la fertilidad no se vio mermada, lo que sugiere la no consumación de muchos de los enlaces entre hermanos que, como en el pasado, tendrían un carácter ritual, así como la frecuente relación de los reyes con concubinas. Es muy probable que la madre de la célebre Cleopatra VII, la última de los Ptolomeos, fuera una ellas.

Cleopatra ascendió al trono en compañía de su hermano Ptolomeo XIII. La reina tenía 18 años y el rey 10. El testamento de su padre, quien se había casado con su hermana, determinaba que ambos hermanos debían reinar como marido y mujer. Julio César apoyó militarmente a Cleopatra frente a una rebelión en favor del pequeño rey, haciendo prevalecer la voluntad paterna, pero el niño no tardó en acabar en el fondo del Nilo y César en el de Cleopatra, así que, para controlar Egipto, César concertó un segundo matrimonio para su amante, esta vez con su hermano menor, Ptolomeo XIV, que por entonces tenía 12 años. Dada la edad de los reyes, es poco probable que estos enlaces hayan sido consumados. Cuando César abandonó Alejandría, Cleopatra estaba embarazada de quien será conocido como Cesarión.

Cleopatra fue la tercera de los hijos de Ptolomeo XII, apodado Auletes, «el que toca el aulós», una especie de flauta doble que los griegos asociaban con el culto a Dionisos, el dios del teatro y el vino. Auletes llegó a nombrarse el «Nuevo Dionisos». Con el mismo rigor con que imaginamos a Nerón aporreando la lira de Apolo, orondo, con vocación de actor y un racimo de uvas al alcance, afirmamos que la práctica de un instrumento de viento causa el ansiado adelgazamiento corporal por desinflado general. De hecho, Auletes no sufrió obesidad con trastorno de sueño, a diferencia de sus ancestros Ptolomeo II, IV, V, VI, VIII y X.

Números romanos

Bajo el gobierno romano, los residentes de Egipto participaban en un censo que se llevaba a cabo cada 14 años. El cabeza de familia de cada casa debía declarar por escrito los nombres, edades y relaciones de parentesco de sus ocupantes. De acuerdo con el egiptólogo Walter Scheidel, unas 300 declaraciones de los siglos i a iii han sido investigadas.

De un total de 121 matrimonios documentados, todos monógamos, 23 fueron entre hermanos y cuatro entre medios hermanos, lo que representa un 22% de los matrimonios. Casi el 80% de las uniones entre hermanos tuvieron progenie; tres parejas incluso llegaron a tener más de cinco hijos, aunque no se puede descartar la adopción. En la localización mejor documentada, la región de El Fayum, 17 matrimonios de un total de 46 (37%) fueron entre hermanos.

Los datos sugieren que este tipo de matrimonio fue relativamente común en el Egipto romano, algo que es excepcional. Con todo, no es evidencia suficiente para refutar el efecto Westermarck porque en casi la mitad de los casos hay una gran diferencia de edad entre los cónyuges. La tasa de divorcios en las parejas de hermanos con edad similar casi triplica a la de parejas no consanguíneas, lo que es consistente con él.

Números raros (esta vez ingleses)

El banco de datos genómicos del Reino Unido ha permitido obtener una estima de la frecuencia de uniones incestuosas a partir del análisis genómico de 456.426 participantes de ascendencia europea. Se trata de voluntarios con edades comprendidas entre los 40 y 69 años a los que se le ha hecho un seguimiento de su estado de salud durante más de 30 años con el fin de estudiar el efecto relativo de factores genéticos y ambientales en el desarrollo de enfermedades.

Bajo la dirección de Peter M. Visscher, el estudio en tales individuos del parecido entre la secuencia de ADN entre pares de cromosomas homólogos, recuérdese que un miembro de cada par es heredado del padre y el otro de la madre, ha revelado que uno de cada 8.452 procedería de una relación entre parientes en primer grado de acuerdo con el derecho británico, es decir, entre hermanos o entre un progenitor y su hijo; y que uno de cada 3.652 habría nacido de una relación ilegal, esto es, entre parientes en primero o segundo grado. Las uniones en el segundo grado son aquellas entre medios hermanos, tío/a y sobrina/o, abuelo/a y nieta/o, y primos hermanos dobles, uniones que comportan para la progenie aproximadamente la misma magnitud de similitud genómica entre pares de cromosomas homólogos.

Por otro lado, la incidencia de la consanguinidad extrema en el Reino Unido estimada a partir de datos de delito de incesto registrados por la policía es de un caso por cada 5.000, lo que no difiere mucho del análisis de los datos del biobanco. Este resultado es sorprendentemente elevado y, sin embargo, se sospecha que podría representar una infraestima. De hecho, cuando solo se consideran las estimas de incesto dentro de la familia nuclear llevadas a cabo a partir de los años 80, el rango de valores se extiende desde el 0,2% hasta el 3%. La forma más frecuente de las detectadas es entre padre e hija, siendo más probable en el caso del padrastro que en el del padre biológico. El incesto entre madre e hijo es muy raro.

El incesto suele perpetrarse de modo coercitivo por padres o hermanos sobre mujeres muy jóvenes, un comportamiento insólito en otros primates. Cuando la relación es mutuamente deseada casi siempre se produce entre parientes que fueron separados durante un periodo crítico para el normal desarrollo de los vínculos sociales entre padres e hijos, así como entre hermanos, lo que es coherente con la hipótesis de Westermarck.

El mito de Edipo puede interpretarse de acuerdo con la explicación opuesta a la freudiana. Recuérdese que sobre el padre de Edipo había caído la maldición de que no engendrara hijos o bien fuera asesinado por su progenie, así que, cuando supo que su esposa daría a luz a un niño, decidió anticiparse. Lo entregó herido a un pastor que lo abandonó en el monte Citerón, donde lo encontraron unos boyeros del rey de la vecina Corinto. La reina lo hizo pasar por hijo suyo y, «después de curarle los tobillos, lo llamó

Edipo por sus pies hinchados». El reencuentro de Edipo con su madre biológica no se producirá hasta mucho tiempo después, cuando obtenga su mano como premio por liberar a la ciudad de Tebas del mal que la asola. Pero su porfía en la verdad de sus orígenes lo precipitará al trágico final de verse estrangulado por el vínculo genealógico.

En la opinión de los etólogos Patrick Bateson y Mark Erickson, la evidencia clínica y antropológica sugiere que las prácticas culturales modernas están alterando mecanismos naturales de evitación de consanguinidad, análogos a los que operan en muchas otras especies, lo que explicaría el incremento de la frecuencia del incesto detectado en sociedades industrializadas.

ALGO DUDOSO Y OSCURO

Henrietta, la tercera hija que Charles Darwin tuvo con su prima hermana Emma Wedgwood fue la primera en alcanzar la edad adulta. Annie había muerto a los diez años y Mary no sobrevivió al primero. Cuando tenía treinta y uno preguntó a su padre si la progenie de un matrimonio entre primos tiene peor salud que la de uno no consanguíneo. Seguramente, estaba al tanto de la investigación que por entonces realizaba su hermano George. Darwin había pedido a su hijo más dotado para las matemáticas que hallase la solución definitiva a un asunto que le tenía intrigado desde hacía más de treinta años. Deseaba conocer la proporción de matrimonios entre primos en la población general, así como la de sordomudos, dementes, ciegos, etc., que son progenie de tales uniones, a fin de averiguar si el parentesco de los padres aumenta o no el riesgo de los hijos de desarrollar este tipo males.

Un asunto «dudoso y oscuro», respondió el sabio de Shrewsbury. Pero, si se comparase la progenie de primos de la población inglesa con la de padres no emparentados es de esperar que esta última fuese en promedio «mayor y más vigorosa». Por supuesto, la progenie de primos hermanos dobles «tendería a sufrir más», añade Darwin, porque el parentesco implicado es más estrecho todavía. Aun reconociendo los buenos efectos que tiene el cruzamiento entre miembros de distintas familias, pone fin a su carta señalando que la frecuencia elevada de un rasgo dañino a lo largo de un linaje familiar le parece mucho más preocupante que la consanguinidad en sí misma, pues, en su opinión, «ningún mal directo se sigue necesariamente del matrimonio entre primos».

El nudo del asunto

La consanguinidad es un fenómeno genético complejo porque, entre otras razones, involucra al menos a tres generaciones distintas. Sus posibles efectos los manifiesta la progenie de una pareja debido al hecho de compartir un ancestro en una generación cercana, lo que hace probable que la misma variante génica sea heredada desde dicho ancestro por ambos progenitores y entonces que ambas copias idénticas puedan ser heredadas por su descendencia. Cada localización de un gen o *locus* génico en el cromosoma está representada por duplicado en el genoma de cada célula de una especie diploide como es la humana, de modo que una de las versiones del gen procede del padre y la otra de la madre, alelos situados en el mismo lugar, pero en sendos cromosomas homólogos.

Si para un determinado *locus* los alelos que el individuo heredó de su padre y de su madre son idénticos por ascendencia, lo que significa que tienen idéntica secuencia de nucleótidos porque resultan de un evento de replicación molecular que tuvo lugar en ese ancestro que sus progenitores tienen en común, entonces será homocigoto para ese *locus* en concreto. No es preciso que los dos alelos en un *locus* tengan exactamente la misma secuencia para que sean equivalentes desde un punto de vista funcional (*i.e.*, estén implicados en el desarrollo de la misma forma del rasgo) y, por tanto, el individuo sea homocigoto, pero sin duda será homocigótico si tales alelos son idénticos.

Los posibles efectos perjudiciales que en teoría podría llegar a manifestar la descendencia de una unión consanguínea están relacionados con el aumento del número de *loci* homocigotos que, por término medio, se produce en esos individuos con padres genéticamente parecidos, comparado con la descendencia de individuos no emparentados, puesto que, como hemos dicho, al compartir los parientes un ancestro existe la probabilidad de que exactamente la misma variante llegue desde él a cada uno de ellos y, en ese caso, de que ambas formas idénticas converjan en su descendencia.

Pero, tal y como Darwin intuyó sin disponer de una teoría de la herencia correcta, ese aumento relativo de la homocigosis genómica no está inevitablemente asociado a un perjuicio, pues ello depende de los *loci* particulares para los que el individuo sea homocigoto y de las variantes génicas o alelos que los ocupen. El descendiente de una unión consanguínea solo tiene una mayor probabilidad de expresar alelos recesivos, aquellos cuyo efecto solo se expresa en homocigosis, el cual no es necesariamente dañino; de hecho, puede incluso resultar beneficioso. Se trata simplemente de variantes que se expresan cuando coexisten con otra funcionalmente equivalente en el mismo *locus* del cromosoma homólogo.

No obstante, la mayoría de los alelos deletéreos que detectamos en las poblaciones son recesivos, ya que los dominantes, aquellos que expresan el perjuicio tanto en el individuo homocigoto para la mutación como en el que es heterocigoto para la variante o variantes normalmente funcionales, conocidas como el «alelo salvaje», son prácticamente eliminados de la población porque la selección puede en ese caso actuar en contra de muchos más individuos y, por tanto, resulta más eficiente en ese papel «purificador».

El buen salvaje

Dado que las mutaciones ocurren al azar, en el sentido de que se producen independientemente de las necesidades vitales del organismo, lo más probable es que sean perjudiciales si la función del gen se ve afectada, sobre todo si el efecto consiste en su reducción o pérdida. Esto es así porque a lo largo de la historia de la vida la función génica ha sido finamente ajustada por la selección natural de la variación originada al azar en cada generación, eliminando las mutaciones dañinas y reteniendo las beneficiosas.

Análogamente, el motor de un automóvil es el resultado de un diseño, en este caso realizado por un ingeniero, con el objetivo de producir movimiento. Si alteramos la máquina, introduciendo o extrayendo una pieza a ciegas, tal vez no se vea afectado su funcionamiento, pero, si no es así, lo más probable es que la alteración implique la reducción o pérdida de la función, precisamente porque no se tuvo en cuenta la finalidad del motor.

Siendo cruciales para el cambio adaptativo, las mutaciones favorables son menos probables que las deletéreas y aquellas funcionalmente neutras, esto es, las que no afectan a la función, porque la mutación es al azar en ese sentido pre-adaptativo.

El déficit funcional suele ser perjudicial cuando ambos alelos en el *locus* correspondiente están mutados, es decir, cuando es homocigoto para la mutación, porque la presencia del alelo salvaje en el heterocigoto suele bastar para llevar a cabo la función con normalidad. Se dice entonces que la mutación es recesiva con respecto al alelo salvaje.

La mayoría de las mutaciones deletéreas son raras porque la selección reduce su frecuencia en la población con cada generación. Pero, aun estando a baja frecuencia, tales variantes perjudiciales persisten en la población debido a su aparición recurrente en cada generación a una tasa muy baja.

En definitiva, la mayor parte de las mutaciones que afectan a la función conllevan su pérdida total o parcial, por lo que suelen ser recesivas y deletéreas. Dada su baja frecuencia, suelen presentarse en el individuo acompañadas de variantes normalmente funcionales, mucho más comunes porque no están sometidas a la influencia de la selección purificadora, constituyendo heterocigotos portadores del alelo deletéreo, los cuales no sufren sus efectos gracias a la acción del «buen salvaje».

Bohemia: miseria y belleza

Henri de Toulouse-Lautrec, el célebre pintor y cartelista posimpresionista francés nació en 1864 en el seno de una familia aristocrática, siendo el primogénito de un matrimo-

nio entre primos. A los diez años, seis después del fallecimiento de su hermano poco después de nacer, Henri comenzó a manifestar un desarrollo anómalo de los huesos.
En poco más de un año se fracturó los fémures. Su estatura
apenas superó el metro y medio. Se cree que padecía de
picnodisostosis, una enfermedad de la que se han reportado menos de 200 casos en todo el mundo.

Está relacionada con una mutación recesiva del gen que
codifica para una proteasa, la catepsina K, cuya función es
crucial para la degradación de las proteínas de la matriz
ósea. Debido al déficit enzimático que causa la mutación,
tienen lugar alteraciones como la pobre consolidación de
los huesos tras una fractura, especialmente de los huesos
largos.

Los enfermos se caracterizan por baja estatura, dedos
cortos con uñas distróficas, y un rostro con la frente prominente y la mandíbula describiendo un ángulo obtuso de
inusual magnitud, signos apreciables en Toulouse-Lautrec.

La obra pictórica de este autor siempre acompañado
de su bastón destaca por su extraordinaria vivacidad y di-
namismo.

Hacia 1880, Henri pintó su *Autorretrato ante el espejo*
donde esconde su rostro en las sombras y mantiene a raya
al espectador con una naturaleza muerta, una serie de objetos dispuestos en medio. Se pintó sin el sombrero que
solía llevar a todas partes, incluso en casa, dicen que para
proteger su delicada cabeza. En la sombra se vislumbran
sus labios gruesos y una barba rala sobre un mentón retraído. Apenas hay indicio de sus grandes ojos marrones. Otro
signo de ocultamiento.

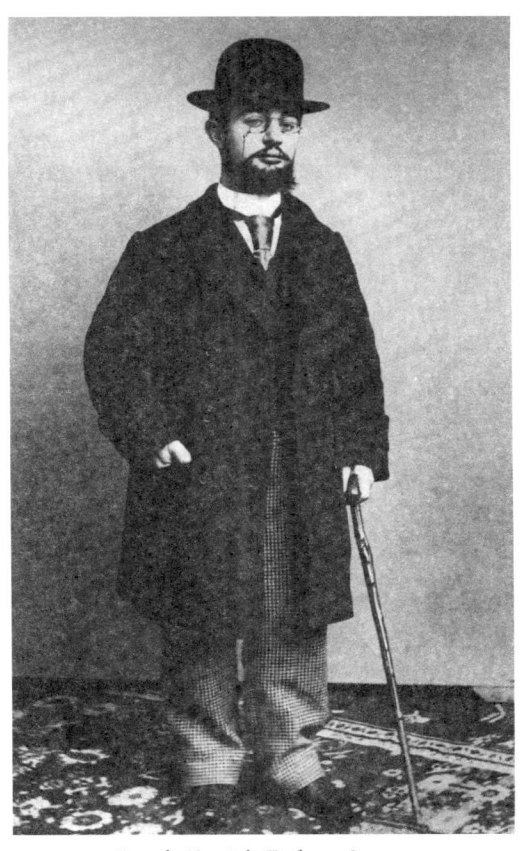

Foto de Henri de Toulouse-Lautrec

El matrimonio de sus padres, Alphonse y Adèle, cuyas madres eran hermanas, había sido una unión de conveniencia, y como tal se mantuvo en el tiempo, ya que hicieron vidas separadas. Su padre, animal indómito y dominante, dejó atrás a un hijo deforme incapaz de montar a caballo para salir a cazar. Conocemos su consejo al frágil Henri de 12 años: «Si alguna vez conocieras la amargura de la existencia, en el caballo, el perro y el halcón, hallarás amigos que te ayudarán a sobreponerte al dolor». Lo abandonó en los brazos de una madre posesiva y fanáticamente religiosa de la que huyó para terminar bailando en una vertiginosa espiral autodestructiva en la bohemia de Montmartre.

Con gesto rápido y certero, Henri era capaz de reproducir de memoria instantes fugaces, aunque cargados de significado. En aquellos cabarés reflejó la belleza real, que es siempre imperfecta; la variedad y la contradicción de la vida, particularmente en pareja; el movimiento, lo pasajero, deforme e incompleto. La hipocresía del noble caballero al acecho de la joven prostituta, por ejemplo; y la melancolía de esta reflejada por la mañana en el espejo o en un vaso de ajenjo.

La misma complejidad atrajo a otro artista interesado en la pintura como John Huston, cuya obra se halla en las antípodas del maniqueísmo hollywoodiense, quien además estudió a Toulouse-Lautrec para su película *Mouline Rouge*.

La del pintor es a la vez una historia de caída en el abismo como de crecimiento en la resistencia; de extinción y de adaptación; una metáfora de la evolución biológica, contingente e imperfecta. En cierta ocasión exclamó: «¡Pensar que nunca habría pintado si mis piernas hubiesen sido un poco más largas!» Al igual que Manet, Gauguin y Van Gogh, enfermará de sífilis. Su pintura expresa «la tragedia de su vida, la monstruosa fuerza de su espíritu frente a las debilidades y miserias de su cuerpo», dicho con las palabras que Stefan

Zweig dedica al poeta Heinrich von Kleist, como él dominado por el genio. Otro ejemplo, quizás también enfermo de sífilis, fue el de su coetáneo Nietzsche.

Cuando en 1899, dos años antes de morir sin haber cumplido los 37, Henri pidió a su padre que lo sacase de la clínica psiquiátrica en la que lo habían internado tras su colapso en plena calle provocado por el alcohol, no acudieron el caballo, ni el perro, ni el halcón. Tampoco su padre. En su rescate acudió la pintura, con ella logró convencer a los médicos de que estaba en pleno uso de sus facultades mentales: «me compré la libertad con mis dibujos», dirá a sus amigos.

Señores, ¡hagan juego!

Los tres mil millones de nucleótidos que forman parte del genoma humano implican a unos 20.000 genes que codifican para proteínas. Aunque la región codificadora representa menos del 2% del genoma, los genes en su conjunto constituyen una fracción notable, en torno al 30%, porque la región codificadora está fragmentada, de modo que hay grandes segmentos no codificadores en cada gen. Esta complejidad explica que el tamaño de los genes sea muy variable, desde una kilobase (kb), esto es, 1.000 nucleótidos o pares de bases, hasta más de 2.400 kb.

Cada nucleótido, se encuentre o no en una zona codificadora, tiene un bajísimo riesgo de mutación en cada generación. En la línea germinal humana, durante la formación de los gametos, muta por término medio del orden de un único nucleótido por cada 100 millones de gametos producidos.

A pesar de la baja tasa de mutación, el elevado número de nucleótidos que constituyen el genoma explica que cualquier recién nacido porte decenas de mutaciones originadas en la línea germinal de sus padres. La tasa de mutación es algo mayor en el progenitor masculino que en el femenino y aumenta con la edad, especialmente del primero. De hecho, el niño hereda en torno a 25 nuevas mutaciones de su padre, cuando este tiene 20 años, y unas 85 si tiene 50 años, mientras que en promedio recibe 15 de su madre al margen de la edad que esta tenga, pues el efecto de la edad en el caso de la madre es muy pequeño.

Estas diferencias se deben al distinto número de divisiones celulares que exige la gametogénesis masculina y femenina. En la línea germinal de la mujer, las divisiones celulares se detienen con anterioridad al nacimiento, aunque una última división, la que genera los gametos, tiene lugar un poco antes de la ovulación. El número de divisiones celulares en la línea germinal masculina es aproximadamente el mismo que en la femenina hasta la entrada en la pubertad, pero la posterior producción de una ingente cantidad de espermatozoides supone un aumento importante en el número de divisiones y, por tanto, del riesgo de mutación.

De las 100 nuevas mutaciones que por término medio hereda un recién nacido de ambos padres, el 10% son considerablemente perjudiciales, pero, como hemos dicho, suelen ser recesivas y, dada su baja frecuencia en la población, generalmente se presentan acompañadas del alelo salvaje, por lo que no manifiestan su carácter perjudicial.

Cada uno de nosotros llevamos en el genoma un puñado de alelos infrecuentes a nivel poblacional, que habrían sido muy perjudiciales de haberlos heredado de ambos progenitores, algunos incluso letales, implicados en abortos espontáneos. Esta herencia de variantes deletéreas recesivas raras es más probable cuando los padres son parientes porque son genéticamente más parecidos entre sí de lo que lo son por término medio dos individuos de la población no estrechamente emparentados.

Se han identificado miles de enfermedades raras (afectan a menos de un individuo por cada 2.000 nacimientos) caracterizadas por la disminución o pérdida total de alguna función génica, por lo que suelen ser recesivas. Millones de personas en todo el mundo sufren de este tipo de enfermedades, la mayoría de ellas niños porque gran parte de los enfermos no llegan a la edad adulta. A menudo se califican de monogénicas porque la variación en un gen explica grandes diferencias entre individuos, comparado con el efecto causado por la variación en otros genes o de índole ambiental. La expresión en un linaje de estas enfermedades suele adoptar el modo de herencia mendeliano, de ahí que se las califique de mendelianas.

Guisantes, juego de probabilidades

Gregor Mendel es el fundador de la genética moderna. Su trabajo con guisantes publicado en 1866 estableció el fundamento de las reglas que rigen la transmisión de los genes, en un principio comprendidos como determinantes de la forma de los rasgos. Invertó el análisis genético, es decir, el estudio cuantitativo de la herencia mediante la realización sistemática de cruzamientos a lo largo de múltiples generaciones.

Sin embargo, su motivación no fue elaborar una teoría de la herencia, como hicieron, a finales del siglo XIX, Darwin, Galton, de Vries y Weismann, entre otros, sino más bien averiguar si los híbridos entre formas distintas eran estables a lo largo de generaciones sucesivas, lo que abría la posibilidad de formación de nuevas especies por hibridación, admitida por Linneo en algunos casos, o si los híbridos terminaban por revertir a alguna de las formas parentales, si es que no eran estériles, tal y como habían asegurado varios autores.

Con el fin de indagar sobre la estabilidad de los híbridos, Mendel llevó a cabo 20.000 cruzamientos entre plantas de guisante de distintas variedades. Examinó la herencia de siete caracteres que se presentaban en dos variantes bien distinguibles, tales como el aspecto de la semilla, que puede ser liso o rugoso, o el color de los cotiledones, que puede ser amarillo o verde.

Mendel examinó la descendencia del cruce entre formas distintas cuya estabilidad había confirmado por autofecundación recurrente. Observó que la primera generación manifestaba una de las formas presentes en los parentales, aunque no la otra, pero la forma desaparecida se revelaba en la descendencia de esos híbridos, indicando que la expresión de una de ellas dominaba sobre la otra, la forma recesiva.

Aunque recuperó la forma recesiva mediante la autofecundación de los híbridos, las plantas con el rasgo dominante estaban en una proporción 3:1 con respecto a la recesiva. El estudio de la tercera generación condujo a Mendel a identificar la doble significación del rasgo dominante, ya que puede corresponder con el rasgo parental (cuando es un homocigoto) o bien con el híbrido (cuando es un heterocigoto). Ambas condiciones se presentan en cada generación, pero solo pueden determinarse mediante el análisis de la descendencia. Además, observó que las plantas con el rasgo recesivo no muestran variación en la siguiente generación, lo mismo que la mitad de las plantas con la forma dominante. En otras palabras, la proporción 3:1 puede descomponerse en $A+2Aa+a$, siendo A y a las formas dominante y recesiva, respectivamente.

Durante seis generaciones, Mendel examinó la forma y el color de la semilla, observando dichas proporciones en la progenie del híbrido. Después investigó si aquella regla se cumplía cuando varios rasgos se presentan juntos. En un experimento dihíbrido cruzó una planta AB, donde A es «semilla lisa» y B es «cotiledón amarillo» con otra ab, donde a es «semilla rugosa» y b es «cotiledón verde». La descendencia confirmó que las nueve clases detectadas podían explicarse por una combinación de $A+2Aa+a$ y $B+2Bb+b$. Es decir, se presentaron en las proporciones siguientes:

$AB+2AaB+aB+2ABb+4AaBb+2aBb+Ab+2Aab+ab$

Un experimento con tres rasgos (*i.e.*, trihíbrido) confirmó que la relación de cada par de rasgos diferentes en el híbrido es independiente de otras diferencias presentes en la generación inicial.

Aunque Mendel no se refirió a homocigotos ni a heterocigotos, sino a factores o rasgos, constató que con cada generación de autofecundación las clases correspondientes a los dos homocigotos aumentaban equitativamente a expensas de la clase híbrida (*i.e.*, los heterocigotos), la cual se veía reducida a la mitad. Con esta redistribución alélica, la autofecundación sistemática terminaba por eliminar de la población a los heterocigotos sin cambiar la proporción de alelos de cada tipo.

Puesto que la autofecundación representa la máxima consanguinidad imaginable, pues los dos genomas comprometidos en la reproducción son el mismo, puede decirse que Mendel fue el primero en demostrar el aumento de la homocigosis que la consanguinidad causa en una población, que en esencia no es más que un conjunto de familias.

Victoria sobre el pesar paterno

Años antes de ser coronado, el primer rey inglés de la dinastía alemana Hanover, Jorge I, se casó con su prima, con la que tuvo un hijo. Después de doce años de matrimonio la acusó de adulterio, se divorció de ella y la confinó en un castillo. Aunque el hijo le disgustaba sobremanera no pudo evitar que le sucediera en el trono.

Jorge II también detestaba a su hijo Federico, pero el Príncipe de Gales falleció antes que su padre. El hijo del príncipe heredó la antipatía del rey, pero de nuevo eso no impedirá que le suceda como Jorge III y continue la tradición familiar de odio al primogénito. Al igual que su abuelo, su madre descendía de una unión entre primos.

Jorge III sufría de cierta variedad de porfiria, una enfermedad ocasionada por un déficit metabólico, generalmente relacionado con mutaciones en uno o varios genes que codifican para proteínas que participan en la fabricación de un componente fundamental de la hemoglobina. La mayoría de las porfirias son hereditarias, pudiendo deberse a la herencia de una mutación presente en un solo progenitor, cuando son dominantes, o en ambos, cuando son recesivas. No obstante, los síntomas pueden no presentarse, dependiendo de factores no genéticos o ambientales, por lo que, aun portando el individuo una mutación dominante, la enfermedad puede permanecer latente a lo largo de su vida.

El rey sufría de episodios de demencia, quizás relacionados con la porfiria. Su hijo se opondrá a su gobierno; se enamorará de una católica, con lo que arriesgaba el derecho de sucesión; se casará con su prima, para alivio de todos, con la que tuvo una niña, Carlota; y llegará a ser rey del Reino Unido de la Gran Bretaña e Irlanda y de Hanover.

Aunque se sospecha que pudo haber heredado la porfiria de su padre, el declive físico y mental de Jorge IV se debió a su vida disoluta. Llegó a pesar 127 kg, sufría de gota, arteriosclerosis y edema. Murió de una hemorragia gastrointestinal en 1830. Tenía un tumor en la vejiga del tamaño de una naranja y el corazón dilatado de egoísmo. Carlota, su único descendiente legítimo, había fallecido tras dar a luz a un niño que nació muerto.

Como el Duque de York había muerto en 1827 sin dejar descendencia, el trono pasó al Duque de Clarence. Sucedió a su hermano como Guillermo IV. Ninguno de sus descendientes legítimos llegó a la edad adulta. El cuarto hijo de Jorge III, el Duque de Kent, se casó con la hermana del viudo de la princesa Carlota, con la que tuvo una hija, Victoria. El duque morirá pocos días antes que su padre, con lo que en 1837 Victoria se convirtió en reina. Tenía 18 años. Como en el reino de Hanover no podía reinar una mujer, lo hará su tío, el Duque de Cumberland. Pero el único hijo que este tuvo con su prima será el último rey de un estado que desapareció en 1866. Jorge V e Isabel II siguieron la costumbre y se casaron con primos (segundos).

Sangre azul oscuro casi negro

A los tres años de acceder al trono, Victoria se casó con el hijo del hermano de su madre. Varias familias reales europeas de la actualidad, incluida la española, descienden de este matrimonio entre primos. Pero la consanguinidad no tuvo relación con el mal genético extendido a partir de él.

La hemofilia es un trastorno de la coagulación de la sangre causado por déficits en la concentración de factores de coagulación. La forma más común es hereditaria y se debe a mutaciones recesivas en un gen del cromosoma X cuya variación afecta a la síntesis del factor VIII.

La extrema rareza de la mutación y la condición hemicigótica del varón respecto a los cromosomas sexuales, es decir, al hecho de que solo posee un cromosoma X en lugar de dos, hace mucho más probable que él padezca la enfermedad y que la mujer sea portadora asintomática. La herencia de genes localizados en cromosomas sexuales, como es el caso del *locus* implicado en la hemofilia, se conoce como herencia ligada al sexo debido a que aparentemente la condición es expresada por los miembros de un sexo particular, en este caso los varones.

La sangre de la abuela de la realeza europea fue marcando con equis el destino de madres e hijos. Su hijo menor, Leopoldo, heredó la mutación, al igual que dos de sus cinco hijas, Alicia y Beatriz. A partir de ambas, la hemofilia causará la muerte de varios niños. El hijo del zar Nicolás II, suplicaba a su madre morir para liberarse del dolor causado por las hemorragias internas. Los «salvadores del pueblo» lo fusilarán junto al resto de su familia en 1918, tras la proclamación de la República Rusa.

La enfermedad llegó a la familia real española a través de la hija de Beatriz, Victoria Eugenia, quien se casó con Alfonso XIII a pesar de la oposición de su madre, la reina María Cristina de Habsburgo.

Su primer hijo, Alfonso, heredó de su madre el cromosoma X que llevaba la mutación. Murió a los 31 años por una hemorragia interna provocada por un accidente de coche. No dejó descendencia. El hijo menor, Gonzalo, también padeció de hemofilia y murió por la misma causa que su hermano.

Quiso el hado que sus otros dos hijos, Jaime y Juan, heredaran de su madre el otro cromosoma, el cual portaba en dicho *locus* el alelo salvaje. El infante de España Don Juan de Borbón contrajo matrimonio con su prima. Fueron padres de cuatro hijos, incluyendo el actual rey emérito. Ninguno de los descendientes de las dos hijas de Alfonso XIII, Beatriz y María Cristina, sufrió la enfermedad.

Es posible que la mutación surgiese por azar en la reina Victoria o que esta fuera la hija ilegítima de un hombre hemofílico. Se estima que una de cada 15.000 personas padece la hemofilia, por lo que el supuesto encuentro sería más probable que la mutación. En el caso de haber sido hija ilegítima, la enfermedad no solo no estaría relacionada con la consanguinidad, sino que tendría un origen exogámico, la unión con un extraño a una familia que carecía de antecedentes de hemofilia.

El sobrino del trueno

Una de las primeras evidencias experimentales de la herencia ligada al sexo como es el caso de la hemofilia fue obtenida por el primer genetista galardonado con el premio Nobel. Thomas Hunt Morgan recibió el galardón en 1934 por su contribución a la teoría cromosómica de la herencia y la concepción materialista del gen. La unidad de la herencia dejaba de ser una entidad abstracta para convertirse en una entidad física de algún modo implicada en el desarrollo orgánico.

La noche anterior a su embarque con destino a Europa para recoger el premio la pasó en Nueva York, en casa de Warren Weaver. Su anfitrión será especialmente conocido por difundir y desarrollar la teoría matemática de la comunicación de Claude Shannon, tan influyente en la generalización de la metáfora de la información genética que tuvo lugar a mediados del siglo xx.

Morgan se presentó ante la puerta de los Weaver vistiendo un viejo abrigo. En uno de sus bolsillos portaba un peine, una hoja de afeitar y una brocha de barbero, todo envuelto en papel de periódico; en el otro ocultaba un par de calcetines enrollados, asimismo bien envueltos, no fuera a llamar la atención. ¿Qué otra cosa podría necesitar?, respondió al gesto de la señora Weaver.

Durante aquella velada Morgan afirmó en tono jocoso que había sido concebido en el mismo año en que se publicaron las leyes de Mendel. El feliz encuentro entre gametos se produjo nada más acabar la Guerra civil, en la que habían combatido los cinco hermanos Morgan, incluido Charlton, el padre de Thomas, bajo el liderazgo del mayor de ellos, el general de brigada John Hunt Morgan, llamado el «trueno de la Confederación» o el «rey de los cuatreros», según el bando que se consulte. Murió en combate dos años antes del nacimiento de su sobrino.

Charlton era el cuarto de los Morgan. Fue herido y capturado varias veces. Cuando finalizó la guerra llevaba en prisión dos años. Durante ese tiempo mantuvo correspondencia con su familia. A través de las cartas se enamoró de una prima tercera que vivía en Baltimore. Poco después de su liberación se casaron y al año siguiente tuvieron un hijo que se convertirá en un hombre brillante, apuesto, alto para la época y con una salud de hierro, salvo por la úlcera péptica que acabará con él a los 79 años. Entre sus invitados a cenar se contaban algunos de los científicos más célebres del país, entre ellos Albert Einstein. En una de esas veladas Morgan pudo coincidir con la segunda esposa de Einstein, pues esta murió en 1936. Elsa era prima doble de su marido. Su madre y la de este eran hermanas, y su padre y el de Albert eran primos.

Una voz todopoderosa debió exclamar desde el cielo «luces, cámara y ¡acción!», porque «el trueno» se fugó de la penitenciaría general de Ohio por un túnel pacientemente excavado, fue perseguido por hombres tirados por perros hasta alcanzar las vías del ferrocarril, logrando huir en un vagón oportuno. Tras reunir a los suyos, sembró de balas la Unión e incluso se cree que la banda de forajidos estuvo implicada en el atraco a un banco.

Las acciones de los Morgan fueron legendarias. Pero, al igual que sucedió con el «trueno», muerto de un disparo en el corazón, tampoco el menor de los hermanos regresó a casa al terminar la guerra. Charlton y su esposa decidieron que su hijo llevara el nombre de Thomas en su memoria, convencidos de que el «trueno» resonaría en el tiempo por sus muchas hazañas. No podían imaginar la manera en que se cumplió su deseo.

Los primos de la Genética

William Bateson y Archibald Garrod advirtieron que el aparente exceso de primos observado en los progenitores de los enfermos de alcaptonuria sugería una explicación en términos mendelianos: que dicho «error innato del metabolismo» era una condición recesiva infrecuente en la población, por lo que la herencia del factor responsable desde ambos progenitores es más probable cuando son parientes. Ese mismo año de 1901 moría Henri de Toulouse-Lautrec.

Bateson acuñó el término «Genética» en 1905 para referirse a una nueva disciplina de la biología dedicada al estudio de la variación y su herencia. Llevó a cabo la primera interpretación del trabajo de Mendel en términos de una teoría genética de la herencia; formuló las leyes que hoy llevan su nombre; presentó los conceptos de homocigoto, heterocigoto, y alelomorfo, más tarde abreviado; y fue pionero en demostrarlas en los animales, pero nunca aceptó la concepción materialista del gen.

La palabra «gen» se utilizó por vez primera con este sentido en un libro escrito en alemán en 1909 por otro mendeliano, Wilhelm Johannsen. Como «alelo», «gen» procede de una reducción, en este caso de «pangen», término acuñado por Hugo de Vries en alusión a la teoría de la pangénesis con la que Darwin expuso la osada idea de la presencia en los tejidos de partículas, que se transmiten de padres a hijos, responsables de la forma final de los rasgos.

El padre de Garrod, médico también, era amigo de Francis Galton, quien, influido por la teoría de la pangénesis de su primo, elaboró una explicación alternativa que retenía el carácter particulado, pero excluía la herencia de rasgos adquiridos. La teoría de Galton era para Bateson incompatible con la evidencia mendeliana. Sin embargo, ambos pensaban que la transformación de unas especies en otras exigía grandes cambios de una generación a la siguiente. Hasta prácticamente la demostración matemática de Ronald A. Fisher en 1918, el mendelismo se percibirá incompatible con el darwinismo porque el primero parecía sugerir mutaciones de gran efecto en lugar de un proceso gradual.

La herencia recesiva en el hombre de acuerdo con las reglas mendelianas será confirmada en el caso del albinismo en 1903 por William E. Castle. Cinco años después, Garrod se referirá a otros dos déficits metabólicos congénitos: la pentosuria y la cistinuria, igualmente recesivos. Desde entonces, se han identificado más de 9.000 enfermedades mendelianas causadas por la mutación de genes localizados en cromosomas no sexuales; unas 500 ligadas al cromosoma X; unas 40 ligadas al Y; y otro tanto en el genoma mitocondrial. En conjunto, se presentan en aproximadamente un 1% de los nacimientos allí donde la unión consanguínea es menos frecuente, como Europa y Norteamérica.

Un chillido en el aula

El concepto de coeficiente de consanguinidad, habitualmente denotado por «F», se lo debemos a Sewall Wright, discípulo de Castle. Sin embargo, un artículo sobre los efectos del matrimonio entre primos, publicado en 1939 por John B. S. Haldane y Pearl Moshinsky; la Tesis doctoral no publicada de Charles W. Cotterman; y el trabajo de Gustave Malécot, ambos presentados un año más tarde, sentaron las bases de la actual comprensión de F en términos probabilísticos, lo que conducirá a su definición como la probabilidad de que un individuo tenga en un *locus* particular dos variantes con la misma secuencia nucleotídica porque derivan de una replicación en un ancestro que sus padres tienen en común; esto es, porte alelos idénticos por ascendencia.

Wright concibió un método para calcular F partir de la genealogía. Considérese el caso de Tutankamón y su esposa Ankhesenamón. Se sospecha que ambos eran medios hermanos, hijos de Akenatón, si bien de dos mujeres distintas. Aplicando el método de Wright puede calcularse fácilmente el valor de F de los dos fetos hallados en la tumba de Tutankamón, presumiblemente los hijos nonatos de la pareja. Supóngase un *locus* cualquiera en el genoma del ancestro que tienen en común, su padre Akenatón. Para el cálculo de *F* no es relevante si los dos alelos que porta en él son o no funcionalmente equivalentes, lo importante es que se trata de dos versiones del gen en el sentido de que muy probablemente difieren en su secuencia, aunque sea poco, sobre todo si es homocigoto.

Ambas versiones tienen la misma probabilidad de ser transmitidas a los hijos, esto es: $\frac{1}{2}$. Por consiguiente, la probabilidad de que Tutankamón y Ankhesenamón hereden de su padre la misma versión, cualquiera de las dos presentes en él, es igual a $\frac{1}{2}$ (que ambos hereden cada una de las versiones ocurre con probabilidad igual a $\frac{1}{4}$, por lo que la probabilidad total es $\frac{1}{4} + \frac{1}{4} = \frac{1}{2}$). De nuevo, la probabilidad de que Tutankamón transmita a su hijo la misma versión que este herede de su madre es $\frac{1}{2} \times \frac{1}{2}$, ya que son eventos independientes. Luego, la probabilidad de que el hijo herede de su padre y de su madre dos versiones del mismo gen que son exactamente la misma que está presente en el ancestro común a sus padres, Akenatón, es decir, dos versiones idénticas por ascendencia, las cuales no difieren en su secuencia nucleotídica, es igual a: $\frac{1}{2} \times \frac{1}{2} \times \frac{1}{2} = 0{,}125$ o del 12,5%, expresado en porcentaje. En este cálculo hemos asumido que las dos versiones génicas que porta Akenatón no son idénticas por ascendencia.

El valor de *F* esperado en la descendencia de una unión entre dos hermanos es el doble, el 25%, porque dos hermanos tienen en común no solo a su padre, sino también a su madre, de ahí que haya otra «vía» análoga a la examinada en el caso de dos medios hermanos por la que podrían heredarse alelos que son idénticos por ascendencia. En linajes donde las uniones entre parientes son frecuentes, el cálculo es complejo porque generalmente existen numerosas vías de este tipo; son varios los ancestros comunes a los padres del individuo de interés; y los ancestros comunes pueden portar en el *locus* alelos idénticos por ascendencia debido a uniones consanguíneas en su genealogía.

Aplicando este método, Sewall Wright, uno de los genetistas más brillantes del siglo xx, estimó en 1922 su propia F en un 6,3%. Era hijo de primos y, lo mismo que Morgan, fue un hombre saludable y longevo. Murió a los 98 años. Sin embargo, se dice que en una de esas ocasiones en las que llevaba al aula un cobaya, su animal de laboratorio preferido, concentrado en difíciles esquemas escritos en la pizarra, arrebatado por la misma pasión que hiciera ver las estrellas a Tales de Mileto mientras contemplaba el cielo estrellado, ¡oh!, lo confundió con el borrador.

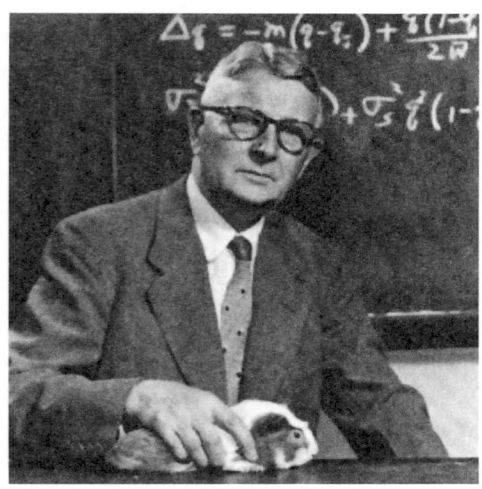

Foto de Sewall Wright

ROH

No es solo un grupo químico funcional resultado del encuentro entre los señores hidroxilo y alquilo; una película malaya que uno pueda alquilar sin pasar miedo; una empresa privada de ese teatro del entretenimiento vulgar llamado lucha libre profesional; un teatro de estilo neobarroco en el que se representa danza y ópera de lo más fino; es también el acrónimo de «*runs of homocigosity*», regiones del genoma para las que un individuo es homocigoto por tener la misma secuencia en las dos representaciones del genoma contenidas en los 23 pares de cromosomas homólogos ubicados en el núcleo celular, 22 autosomas y el par sexual.

Una sola representación del genoma por cada par se conoce como el genoma haploide. Si en el individuo, ya se trate de un hombre o una mujer, se consideran los autosomas y el cromosoma X como representante del par sexual, el tamaño del genoma haploide es aproximadamente de 3.055 megabases (1 Mb es igual a 1.000 kb). Cada uno de nosotros heredamos un cromosoma de cada par de cada uno de nuestros padres, cromosoma que pudo haber sufrido recombinación, esto es, cierto grado de intercambio entre cromosomas durante la génesis de gametos en cada progenitor.

Los ROH son regiones contiguas del genoma de un individuo donde la secuencia es la misma en ambos cromosomas homólogos. Su identificación suele hacerse mediante el análisis genotípico de un número ingente de marcadores genéticos. En decenas o cientos de miles de *loci* repartidos por el genoma se determinan los alelos procedentes de cada progenitor, permitiendo la identificación de los ROH. Tales *loci* son, por ejemplo, sitios en los que varía un solo nucleótido, lugares en los que el individuo puede tener cualquiera de los cuatro que constituyen el ADN. Si en el sitio homólogo porta el mismo nucleótido, entonces será un homocigoto para ese marcador en particular; en caso contrario, será un heterocigoto.

Un haplotipo se refiere a un conjunto de marcadores que están relativamente próximos en el cromosoma. A pesar del efecto disgregador de la recombinación, hay haplotipos comunes en las poblaciones, de modo que su convergencia por azar en un individuo es algo que ocurre con una cierta probabilidad. Esto significa que cualquier individuo no consanguíneo tiene ROH del orden de decenas de kilobases, solo por azar.

Los ROH de tamaño intermedio, esto es, de cientos de kilobases, tampoco son infrecuentes en individuos no consanguíneos, pero suelen ser consecuencia de un tamaño de población reducido que favorece la unión entre individuos que comparten al menos un ancestro en al menos una generación distante.

Los ROH de mayor tamaño tienen decenas de megabases. Suelen reflejar el parentesco entre los padres, es decir, su compartición de un ancestro en una generación próxima del cual han podido heredar por ambos linajes, paterno y materno, un mismo segmento del genoma cuya integridad a penas se ha alterado por recombinación como consecuencia del escaso número de generaciones que separan al individuo del ancestro compartido por sus padres.

Fernández y Hernández

Recordemos que F es la probabilidad de que un individuo tenga en un locus particular dos alelos que son idénticos por ascendencia, la cual puede calcularse con el método de Wright a partir de su genealogía. Lógicamente, esta probabilidad aumenta cuanto más estrecho es el parentesco entre los progenitores y explica el aumento del grado de homocigosis genómica en relación con un individuo cuyos padres no están emparentados. Por consiguiente, es posible estimar F mediante el cálculo del porcentaje de homocigosis genómica, definiendo F como la proporción de ROH con tamaño por encima de un valor crítico detectada en el genoma autosómico.

La elección del tamaño que debe tener la región homocigótica para ser considerada un ROH que sirva al cálculo de F es importante porque, como hemos dicho, cualquier individuo porta regiones homocigóticas contiguas por azar. Sin embargo, dicha elección es en esencia arbitraria.

Con el fin de estudiar la relación entre F estimada a partir de ROH y a partir del árbol genealógico, James F. Wilson y su equipo analizaron 300.000 marcadores en miles de individuos de distintas poblaciones. En un subgrupo de 249 procedentes de las Islas Orcadas con genealogías conocidas hasta la sexta generación, comprobaron que el valor promedio de F para toda la muestra era igual a 0,0038, equivalente al de un hijo entre primos terceros, y que el valor estimado para un conjunto de hijos de primos fue 0,0182, algo superior al esperado en un descendiente de primos segundos (0,0156) porque la muestra contenía una mezcla de hijos de primos hermanos y primos segundos.

Cuando los autores analizaron el genoma de estos individuos comprobaron que el tamaño de ROH escogido para la estimación de F que mejor se ajustaba al obtenido por el análisis genealógico era superior a las 5 Mb. La consideración como ROH de segmentos más cortos sobreestimaba grado de consanguinidad individual.

Los autores confirmaron que existe en todo caso una alta correlación estadística entre el valor de F estimado por ambos métodos, el genealógico y el genómico. Es decir, el valor esperado obtenido mediante un cálculo de probabilidades con la información genealógica de un individuo es una aproximación razonable a su grado de homocigosis genómica, especialmente si se estudian más de seis generaciones. Pero con frecuencia no está disponible esta información, por lo que la aproximación genómica resulta de gran utilidad. Ambas estrategias son imperfectas, aunque complementarias. Son como Fernández y Hernández, los detectives creados por Hergé en *Las aventuras de Tintín*, parecidos hasta resultar casi intercambiables; F y H, la probabilidad y la homocigosis; ambas dedicadas a la investigación del mismo misterio; idénticas, sin ser hermanas.

Estos son un inglés, un árabe y un pakistaní…

En un estudio publicado por el equipo de Peter Visscher se calcula F a partir del análisis genómico (ROH > 1,5 Mb) de datos obtenidos del biobanco del Reino Unido correspondientes a casi medio millón de individuos. Los autores compararon un grupo control no consanguíneo con individuos con F superior al 10%, un valor cercano al esperado en un hijo de medios hermanos. Observaron que el número medio de ROH, así como su longitud era notablemente mayor en el grupo consanguíneo (33,6 *vs* 4,9) y (14,8 *vs* 2,1 Mb), respectivamente.

En seis individuos con valores de *F* que variaron entre el 13% y el 28%, en este último caso superior al esperado en un hijo entre hermanos (*F* = 0,25), hallaron ROH de más de 100 Mb, una extensión que equivale aproximadamente a la mitad de los cromosomas más grandes y al doble de los más pequeños, lo que significa que se verían afectados cientos de genes que codifican para proteínas.

Geoffrey Woods y colaboradores estudiaron el grado de homocigosis genómica en la progenie de primos hermanos de origen árabe y pakistaní, la cual estaba afectada por enfermedades recesivas relacionadas con la variación en genes ubicados en autosomas. Los autores estimaron el valor promedio de *F* en el 11% (ROH > 3 Mb), casi el doble del valor esperado en un hijo de primos. Comprobaron que la longitud de un ROH asociado a una enfermedad recesiva tiene un amplio rango de variación, desde las 5 a las 70 Mb, siendo el promedio de 26 Mb.

¿Por qué una muestra de hijos de primos tendría un coeficiente de consanguinidad *F* notablemente mayor que el esperado por el parentesco de sus padres? Existen varias razones que explican esta observación. Puesto que responde a un fenómeno estadístico, el valor de *F* está sujeto a variación individual. Luego, existen hijos de primos con *F* inferior al valor esperado de 0,625 y otros con *F* mayor. De hecho, el rango de variación de *F* en la muestra se extendió desde el 5% al 20%. Debido a que está integrada por afectados por enfermedades cuya probabilidad de desarrollarse aumenta con el incremento de homocigosis que resulta de la consanguinidad, podría estar sesgada hacia valores altos.

Análogamente, se dice muchas veces que dos hermanos comparten por término medio la mitad de su genoma porque tienen la misma probabilidad de heredar cualquiera de los dos cromosomas que constituyen un par homólogo de cada progenitor, pero esa cantidad es en realidad un valor esperado que debe ser interpretado en términos estadísticos, incluso ignorando la complejidad que implica la recombinación. De hecho, puede haber hermanos muy diferentes y extraordinariamente parecidos.

Por otro lado, la población de la que proceden los individuos estudiados podría caracterizarse por índices de consanguinidad relativamente elevados porque los matrimonios entre primos son comunes por razones culturales. En estos casos, la sucesión de uniones consanguíneas en la genealogía de un individuo puede tener un efecto acumulativo que eleve su valor de F con respecto esperado por el parentesco que vincula a sus padres. Los ROH más grandes son consecuencia de ese parecido genómico, pero el individuo podría tener muchos otros de tamaño reducido por recombinación, atribuibles a dicha consanguinidad remota.

En definitiva, un descendiente de una unión muy consanguínea puede contener ROH tan extensos como para implicar a decenas de genes, tal vez cientos, por lo que es probable la manifestación de uno o varios alelos recesivos deletéreos en cualquiera de ellos, potencialmente involucrados en el desarrollo de una gran variedad de rasgos. Sin embargo, esto dependerá de la proporción de la homocigosis, cuya magnitud está sujeta a variación en torno a un valor esperado, así como de su distribución aleatoria por el genoma. Por consiguiente, dos hermanos con el mismo valor de *F* estimado a partir de su genealogía diferirán en el número de ROH, en la fracción del genoma que es idéntica por ascendencia, y en la distribución genómica de esa homocigosis. Esto explica semejante grado de variación en los efectos que las diferencias llegan a parecernos un mal chiste o una broma del destino.

La realidad supera la ficción

El amor entre primos es un tema recurrente en la literatura inglesa del siglo XIX. En la obra de Jane Austen, por ejemplo. El hermano de la escritora, Henry, se casó con su prima viuda, después de que esta rechazase a su otro hermano James. El tema fue popular no solo en la época georgiana. En la comedia de Oscar Wilde, *La importancia de llamarse Ernesto*, publicada en 1895, Ernesto y Gwendolen descubren felizmente que son primos; que la madre de él es hermana de Lady Bracknell y no una doña nadie, despejándose así cualquier impedimento para su boda.

Los padres de Henry Coleridge le sugirieron que viajase a las Indias Occidentales para fortalecer su delicada salud, aunque su verdadero propósito era desviarlo de su atención por su prima Sara, la hija del escritor romántico Samuel Taylor Coleridge. La pareja se casó finalmente en 1829, a pesar de que los padres desaprobaban el enlace por motivos muy distintos. Samuel no creía que la unión entre primos fuese moralmente aceptable, mientras que la familia de Henry estaba convencida de la locura del poeta.

Por aquel entonces, hacía ya siete años que el reverendo Edward White Benson convivía con sus dos primas en la casa que estas tenían en Rugby. Edward se había mudado allí un poco antes de ordenarse diácono a los 24 años para trabajar como maestro en la escuela del lugar. La menor, Minnie, tenía solo 12 cuando llamó su atención. Se convirtió en la señora Benson nada más alcanzar la mayoría de edad. En la opinión del amigo de su esposo y primer ministro del Reino Unido, William Ewart Gladston, era la mujer más lista de Europa. Edward se convertirá en la máxima autoridad de la Iglesia de Inglaterra, mientras que Mary (Minnie) confesará haber vivido siempre intimidada por un hombre que en su juventud había estudiado nada menos que la intangibilidad de los fantasmas. Tras su muerte, comenzó una relación sentimental con la hija de quien había precedido a su marido como arzobispo de Canterbury, muy segura de que el padre Benson no volvería a tocarla.

Ninguno de sus seis hijos llegó a casarse. La especialista en literatura inglesa Valerie Sanders y el antropólogo Adam Kuper han especulado sobre la influencia a este respecto de la homosexualidad de la madre; de la incapacidad para amarlos del padre; y de la consanguinidad. Martin y Nellie murieron jóvenes debido a una enfermedad desconocida; Margaret fue internada en un psiquiátrico tras un incidente con su madre y se cree que su amante; Arthur y Edward se dedicaron a la literatura, es decir, a la complejidad de las relaciones humanas; y Robert se hizo sacerdote católico. Quizás los tres factores hayan desempeñado su papel en este drama victoriano porque, dicho en la expresión atribuida a Wilde, «la realidad supera a la ficción».

El triángulo de primos

«¿Casarse o No Casarse?, esta es la cuestión». En una hoja de papel, Darwin escribió las ventajas y las desventajas del matrimonio. Entre las últimas se hallaban: «menos dinero para libros; tener que visitar a los parientes; la amenaza de una terrible pérdida de tiempo…» Parece la lista de cualquiera de nosotros. Sin embargo, consciente de que «un hombre solo está en mala compañía», como dirá Paul Valéry, concluyó: «Casarse. Lo que había que demostrar».

El paso siguiente consistía en escoger la pareja. Barajó la posibilidad de que fuera una intelectual, como la adusta y casi sorda Harriet Martineau, de quien se había medio enamorado su hermano Erasmus. Pero demostró inteligencia fijándose en una mujer «alegre y bondadosa», encarnación de las virtudes victorianas. Emma Wedgwood era además parte de la familia, lo que significaba tener acceso a una información valiosa para la vida en común que no suele ser accesible a las parejas de desconocidos, tantas veces prendados de una idea o incordiados por las suegras. Tres de los hermanos de Emma se casaron con sus primas: Josiah con la hermana de Darwin, Caroline; Hensleigh con Frances, hija de una hermana de su madre; y Henry con su prima hermana doble Jessie (sus padres y sus madres eran hermanos). En cuanto al resto de los Darwin, Catherine se casará con Charles Langton después de enviudar de Charlotte, prima de Catherine.

En una carta a su medio primo, Galton manifiesta su pleno desacuerdo con «aquellos sentimentales que piensan que el matrimonio solo concierne a los dos protagonistas»; ignorantes del efecto que tiene la alianza con una familia extraña.

William Whewell razonó análogamente cuando decidió cortejar a una de las hijas del acaudalado fabricante de lino John Marshall. Reconocía que Cordelia no estaba a su mismo nivel intelectual y que en este sentido era muy diferente a la escritora Mary Manning, pero admiraba en ella su dulzura y serenidad, idóneas para contrarrestar con eficacia sus toscos modales; Tennyson se refería a Whewell como «el hombre león». Este conoció a «su ángel bueno» gracias a su amistad con William Wordsworth y el cuñado de Cordelia, el aristócrata Thomas Spring Rice. Ambas familias estaban muy relacionadas. Dos de las hijas del barón se habían casado con los hijos de Marshall y él mismo, tras quedar viudo, había vuelto a casarse con una de sus hijas.

Este tipo de vínculos entre familias de clase alta, a menudo consanguíneos, no eran infrecuentes en la sociedad victoriana. De acuerdo con Adam Kuper, el matrimonio consanguíneo configuró los clanes de la burguesía desarrollada durante la revolución industrial cuyo éxito social fue en buena medida responsable del liderazgo de Gran Bretaña tras la derrota de Napoleón. El primogénito del fundador de la rama londinense de la familia Rothschild, por ejemplo, se casó con su prima en 1836, al igual que hicieron cuatro de sus hermanos. De sus cinco hijos, tres se casaron con primos. Los matrimonios entre primos fueron asimismo comunes en otras familias de banqueros como los Barclay, Freame y Gurney.

La pareja se casó finalmente en 1841. Whewell dijo a su hermana que la ceremonia la oficiaría el hermano de la novia, aunque finalmente no fue así. Poco después sucedió al hermano de Wordsworth como director del Trinity College.

Darwin siguió a Whewell en el empirismo de Francis Bacon hasta encabezar *El origen de las especies* con una cita de ambos filósofos. Whewell siguió el ejemplo de Darwin y de otros que, lo mismo que él, veían en el matrimonio una especie de salvación moral de sí mismos. Fueron conscientes de la sobrevaloración de cierta clase de inteligencia o de su imperfecta definición cuando se pretende que solo gravite en torno a la razón.

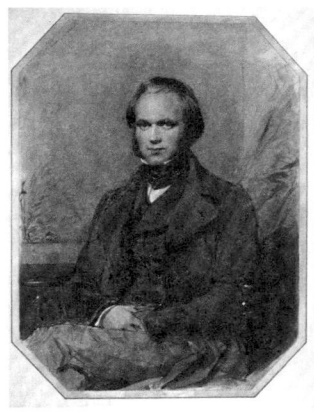
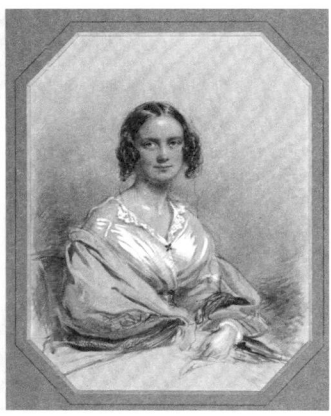

Charles Darwin,
por George Richmond

Emma Wedgwood,
por George Richmond

Entre los inconvenientes relatados en aquella lista no hay ninguna alusión a la consanguinidad. Sin embargo, poco antes de casarse, Darwin leyó, intrigado por las consecuencias de un matrimonio entre primos, la obra de Alexander Walker titulada *Matrimonio mixto: o el modo en que, y las causas por las cuales, la belleza, la salud, y el intelecto resultan de ciertas uniones, y la deformidad, la enfermedad y la locura de otras*, que se publicó el mismo año en el que la reina Victoria se casa con su primo.

Finalmente lo hará al año siguiente, en 1839, con su prima Emma. Ofició la ceremonia el padre John Allen Wedgwood, primo del novio y primo doble de la novia, ya que la madre de esta era la hermana de la madre del sacerdote y su padre era el hermano del padre de este.

Amor en la salud y en la enfermedad

El interés que despertaba el libro de Walker se debía a la concepción generalizada del matrimonio como profilaxis. Así como el temperamento de una persona se interpretaba como el resultado de una mezcla variable de humores, todavía en el siglo xix la salud era comprendida como un equilibrio entre numerosas influencias externas e internas. Darwin, como la mayoría de sus contemporáneos, aceptaba la herencia de caracteres adquiridos y, por tanto, el efecto de los hábitos de un individuo, como la dieta, el alcoholismo o la masturbación; las condiciones vitales como la pobreza y el estrés; las climáticas, etc., sobre su naturaleza heredable. Como la descendencia expresaba una mezcla de naturalezas en este sentido maleables, la elección de la pareja era crucial para la determinación de su salud.

Darwin y Emma tuvieron 10 hijos. Tres de ellos murieron en la infancia. En 1842, Mary Eleanor a las tres semanas de su nacimiento; en 1851, Anne Elizabeth con 10 años, quizás de tuberculosis; y en 1858, el año en el que se presentó públicamente el principio de selección natural, Charles Waring, quizás de escarlatina. No llegó a cumplir dos años.

Desde el nacimiento de su primer hijo, Darwin comenzó a estudiar la extensa información que su padre había recabado sobre su árbol genealógico, un interés que heredará su hijo George. Su primo y cuñado Hensleigh Wedgwood llevaba a cabo una investigación similar en su familia y los dos amigos compartían sus descubrimientos.

Por aquel entonces, empezaron a publicarse las primeras investigaciones sobre posibles perjuicios para la progenie de un matrimonio consanguíneo. Destacan las de Devay en 1846; Brooks en 1856; y Bemiss en 1858, que reportaban entre ellos la ceguera (el oculista de la reina Victoria y padre de Oscar Wilde, William Wilde, ya lo había sugerido en 1854), la sordera, la infertilidad y la deficiencia mental.

Cuando la clara separación entre los conceptos de herencia y desarrollo estaba todavía en ciernes, la enfermedad se comprendía en relación con ellos de manera continua: en un extremo estaban las enfermedades infecciosas no hereditarias como la viruela, la gripe y el cólera; en el otro, las no infecciosas hereditarias como el daltonismo y la polidactilia; entre ambos extremos se clasificaban enfermedades crónicas e infecciosas que se suponía eran transmitidas a la descendencia de modo irregular, aunque se podían purgar del linaje adoptando buenos hábitos de vida y escogiendo la pareja más apropiada. Por ejemplo, la locura, la escrófula, el alcoholismo, la epilepsia, la gota, el cáncer, la tuberculosis y la sífilis.

El padre de Darwin tomó la firme decisión de ser abstemio para contrarrestar la inclinación natural que creía haber heredado de su madre, adicta a la ginebra hasta morir de cirrosis a los 30 años. Tomó aquella decisión a pesar de que su propio padre, Erasmus Darwin, se mostró brutalmente escéptico cuando, afligido, acudió a él en busca de consejo.

La preocupación de Darwin respecto a su posible responsabilidad en la transmisión de su mala salud a varios de sus hijos era triple, lo que corresponde con modos de herencia distintos. Explícitamente, alude a la posibilidad de que hayan heredado su débil constitución. Durante buena parte de su vida, sufrió una enfermedad crónica caracterizada por periodos de malestar en los que manifestaba dolor abdominal, fatiga, vómitos, náuseas, y depresión, entre otros síntomas. La aparición de los primeros se produjo mientras estudiaba en la universidad. Con el tiempo, la enfermedad se fue agravando hasta incapacitarle para trabajar durante semanas, especialmente en momentos de estrés, por lo que se sospecha que las crisis tenían un componente psicosomático.

Se desconoce cuál fue la enfermedad de Darwin. Se ha especulado con más de 40 diagnósticos, incluyendo infecciones como la enfermedad de Chagas y la borreliosis, supuestamente contraídas en sus exploraciones. Sin embargo, la mayor parte de los especialistas están de acuerdo en que debió de tratarse de un trastorno gastrointestinal. Se ha sugerido la enfermedad de Crohn y el síndrome de vómitos cíclicos. Este último es interesante porque explica buena parte de su compleja sintomatología y porque es un trastorno mitocondrial y, por tanto, se transmite a través de la madre.

Susannah Wedgwood tuvo problemas crónicos de naturaleza gastrointestinal, al igual que varios de sus hermanos. Murió a los 52 años por una dolencia estomacal. Darwin fue consciente de la pobre salud de su madre y, en general, de las mujeres Wedgwood. Pero, en el caso de haber padecido una enfermedad genética con herencia materna, lógicamente no habría podido transmitirla a sus hijos. En consonancia con esto, cabe decir que los hijos de Darwin padecieron especialmente enfermedades infantiles, mientras que Darwin fue un niño saludable. Parece poco probable que les hubiera transmitido su débil constitución, ya sea porque tenía una enfermedad de herencia materna o una patología crónica de desarrollo tardío.

Pero la intuición de Darwin se dirigía además al papel que pudiera haber jugado su unión con su prima. Aunque sus hijos no hubiesen heredado directamente su delicado estado de salud, quizás expresaban perjuicios derivados de su vínculo genealógico con Emma. Si esta era la causa, su grado de responsabilidad debió parecerle todavía mayor. ¿Había cometido un error casándose con su prima? Pronto buscaría una respuesta.

La carta al parlamento

En 1865, Arthur Mitchell realizó un estudio en las Tierras Altas de Escocia, donde se sospechaba que la consanguinidad era frecuente debido al aislamiento geográfico, con el fin de averiguar si era o no perjudicial. Determinó la prevalencia del matrimonio entre primos en algunas localidades y contabilizó los casos de sordomudos y deficientes mentales que eran hijos de tales uniones. La gran variación que observó le condujo a afirmar que, si bien la consanguinidad tiende a fortalecer las «malas influencias llegadas con la herencia», el efecto se ve influido por factores ambientales como los hábitos o la ocupación profesional de los individuos. Admitió que una respuesta concluyente exigía un análisis estadístico con más datos y no solo la descripción de casos.

En 1868, el epidemiólogo William Farr comentó a Darwin que en el anterior Congreso Internacional de Estadística se trató la posibilidad de incluir en el censo información sobre el parentesco de los padres. Dos años después, el antropólogo John Lubbock fue elegido parlamentario. Cuando llegó el momento de discutir el censo del año siguiente por la Cámara de los Comunes, Darwin preguntó a su amigo y vecino si la petición podría votarse allí. Justifica su iniciativa en una carta: «no tenemos evidencia directa de la extendida suposición de los efectos dañinos para la progenie de un matrimonio consanguíneo, pero si en el censo se registrasen los matrimonios entre primos podría saberse si son menos fértiles que el promedio. Más tarde, podría además averiguarse si la unión consanguínea conduce a la sordera, la mudez, la ceguera, etc.»

La propuesta finalmente se votó y fue rechazada con 42 votos a favor y 92 en contra. Según George Darwin, «entre las risas desdeñosas de la Cámara, sobre el fundamento de que no debía satisfacerse la ociosa curiosidad de los filósofos». El término «científico», acuñado por Whewell en 1833, todavía no era de uso común. La estupidez, sin embargo, nunca ha sido rara y a menudo se ejerce en grupo.

George Darwin

Después de aquel fracaso, Darwin consultó a su hijo, experto en matemáticas, si se podría resolver la cuestión a partir de otras fuentes de información. George reunió datos derivados de los anuncios de 18.523 matrimonios en un periódico vespertino; genealogías sobre la aristocracia de Gran Bretaña e Irlanda obtenidas en un prestigioso libro editado por John Burke; un cuestionario enviado a 800 miembros de las clases media y alta; así como el registro general de matrimonios. Concluyó que el 4,5% de los matrimonios entre la aristocracia eran entre primos; el 3,5% en la clase media alta; el 2,25% en la población rural; y el 1,5% en una muestra de todas las clases sociales de Londres. Después analizó datos recogidos de manicomios. Estimó que entre el 3% y el 4% de los pacientes descendían de uniones entre primos, lo que no se desviaba mucho del porcentaje calculado con la población general. Cuando su padre conoció los resultados, le respondió: «por el amor del cielo, escribe en un sitio bien visible que tus resultados parecen indicar que el matrimonio consanguíneo, al menos en lo que respecta a la locura, no puede ser dañino en alto grado».

Además, examinó datos sobre los remeros de Oxford y Cambridge, asumiendo que se trataba de hombres particularmente saludables. Observó que solo el 2,4% eran hijos de primos, un porcentaje inferior al estimado en la población de la misma clase socioeconómica. A la luz de todo su trabajo, revisó aquellos estudios que sugerían un perjuicio para la descendencia del matrimonio entre primos, pero concluyó la ausencia de evidencia clara. Con todo, en 1873 recomendará en una nota que, en general, se evite.

Diez años después del estudio de Mitchell, George llegaría a la misma conclusión que este: «bajo condiciones favorables de vida, los efectos aparentemente dañinos [de la consanguinidad] fueron con frecuencia casi nulos, pero si los niños estaban pobremente alimentados, vestidos y cuidados, el daño podría llegar a ser muy notable. Esto está en fuerte consonancia con algunos experimentos no publicados de mi padre, el Sr. Charles Darwin, sobre la reproducción de las plantas; él ha observado que cuando se da espacio suficiente y acceso a una buena calidad de suelo, las plantas consanguíneas generalmente muestran muy poco o ningún deterioro, mientras que si crecen en competición con otras plantas frecuentemente están muy atrofiadas o perecen».

El descubrimiento de Darwin de que los efectos perjudiciales de la consanguinidad dependen del ambiente en el que se desarrollan los individuos ha sido confirmado en animales. La disminución de la aptitud en ratones con la misma consanguinidad es notablemente más acusada en la naturaleza que en el laboratorio, un entorno menos variable, exento de parásitos, competidores, etc.

Darwin aceptó las conclusiones de su hijo, como demuestra el hecho de que matizó varias de sus afirmaciones en ediciones posteriores de algunas de sus obras. En *La variación de animales y plantas bajo domesticación*, publicada en 1868, había propuesto la existencia de «una gran ley de la naturaleza prácticamente probada: que el cruzamiento entre animales y plantas [de la misma especie] no relacionados es altamente beneficioso o incluso necesario, y que la consanguinidad a lo largo de múltiples generaciones es altamente dañina», afirmación que simplificará de modo significativo: «es una gran ley de la naturaleza que todos los seres orgánicos se benefician de un cruce ocasional con individuos no estrechamente consanguíneos.» Y el título de su obra de 1862 *Sobre las variadas estrategias por las cuales las orquídeas británicas y foráneas son fertilizadas por insectos, y sobre los buenos efectos de la polinización cruzada*, conocida en general como *La fecundación de las orquídeas*, deja de hacer referencia a «los buenos efectos de la polinización cruzada» en la edición de 1877, cuando George Darwin ya ha publicado su trabajo.

1859 *and All That*

Llama la atención que el libro que Darwin escribe a continuación de *El origen de las especies*, sin duda uno de los textos científicos más importantes del pensamiento occidental, sea una monografía sobre la fecundación de las orquídeas. Publicado solo tres años después, fue considerado su libro más oscuro por un profundo conocedor de la obra darwiniana como era Stephen Jay Gould. La descripción por un observador de la naturaleza tan brillante de un objeto menor en el sentido de estar aparentemente desconectado del gran tema de la evolución de las especies, como es la morfología floral de las orquidáceas, probablemente explica la impresión de oscuridad. Si la última de sus obras, dedicada a la formación del mantillo vegetal por la acción de las lombrices de tierra, no causó un efecto parecido quizás se debió a que muchos la consideraron la extravagancia de un anciano.

Sin embargo, como el célebre paleontólogo y divulgador científico se apresuró a afirmar, «cada uno de los libros de Darwin tuvo su papel en el inmenso y coherente planteamiento del trabajo de su vida: la demostración de que la evolución era un hecho y la defensa de la selección natural como su mecanismo fundamental». En este sentido, su investigación sobre las orquídeas no representa ninguna excepción, ya que, como el propio Darwin reconoce a su amigo, el botánico Asa Gray, su estudio respondía a «un movimiento de flanqueo sobre el enemigo».

El enemigo era la vieja idea de que la morfología de las especies había sido diseñada por Dios para adecuarlas perfectamente a su entorno natural, haciendo de la creación algo bello por armonioso y bien ajustado.

El orden expresado tanto en el funcionamiento del organismo individual como en el fino encaje de los ecosistemas procedería de un plan racionalmente inteligible. La resolución del enigma de la creación estaría al alcance de la única especie sensible a su belleza, creada a imagen y semejanza de su autor, mediante el uso de la razón.

Sin embargo, existe otro gran tema que vertebra la ciencia de Darwin. Su biógrafa Janet Browne da en el clavo cuando afirma que: «las consecuencias prácticas del matrimonio entre primos le preocuparon durante años. En la ciencia de Darwin no hubo otro tema que más claramente reflejase los orígenes personales de su hallazgo intelectual», pero se queda corta cuando añade sin solución de continuidad. «Difícilmente podría haber discurrido la pangénesis sin esta atención a su matrimonio, la mala salud de sus hijos, y su propia enfermedad».

Aunque el logro al que se refiere Browne es la teoría de la herencia publicada en *La variación de animales y plantas bajo domesticación*, pensamos que ese otro gran tema que ocupó la mente de Darwin, con raíces muy profundas en su vida personal fue, además de la selección, la consanguinidad.

El enigma de la orquídea (y de la esfinge)

De acuerdo con Paul Valéry «decir que un objeto es bello es otorgarle valor de enigma». Por eso, «la acción de lo bello sobre alguien consiste en dejarle mudo». Darwin penetró con su intelecto la belleza de varias especies de orquídea cuando la mayoría enmudecía fascinada por el milagro de la naturaleza. Su intensa curiosidad era casi tan indecente como su capacidad de observación, pero el escándalo de la adaptación por selección dejará sin habla a las generaciones por venir.

En 1816, la artista especializada en pintar miniaturas Ellen Sharples retrató a Charles Darwin a los siete años acompañado de su hermana pequeña Catherine. A diferencia de esta, a la que muestra sentada con flores lánguidamente dispuestas en el regazo, el niño está arrodillado, sujetando con ambas manos una maceta en la que, a juzgar por su aspecto general, se plantó una de aquellas especies silvestres todavía comunes en la campiña inglesa. Una vez más, asistimos a la identificación de la masculinidad con la actividad, y al deseo de florecimiento del seno materno. Su rodilla izquierda está tan firmemente asentada en el suelo que parece que la orquídea se nutre de quien desentrañará su enigma, un niño de aspecto por otro lado saludable. Pero las cosas no siempre son lo que parecen, de la fría consciencia de este hecho nace precisamente la ciencia.

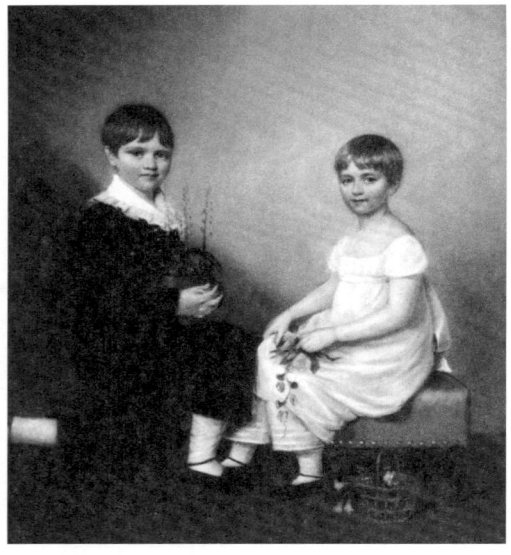

Charles Darwin con su hermana Catherine, por Ellen Sharples

En *La fecundación de las orquídeas* Darwin examina la compleja estructura floral de especies que habitan el entorno en el que vive, así como de otras exóticas de inquietante apariencia, habida cuenta de su condición parásita. Observa que favorece la polinización por otros organismos, principalmente insectos y aves; que los sépalos están coloreados; que el pétalo de la parte inferior es más grande y de color más intenso para atraer y facilitar el apoyo del polinizador; que la flor tiene un espolón en el que se produce un néctar dulce y una estructura, el rostelo, que aglutina el polen, lo que facilita su transporte de unas flores a otras.

Cuando en 1862 recibió de un horticultor la orquídea de Navidad (*Angraecum sesquipedale*), endémica de Madagascar, una flor caracterizada por un espolón de 20 a 35 cm predijo la existencia de un insecto capaz de polinizarla gracias a una probóscide de ese tamaño, predicción que incluyó en su libro. Cinco años más tarde, Wallace publicó un artículo donde apoyaba la hipótesis de Darwin. En él se refirió a una mariposa africana de la familia de los esfíngidos, *Xanthopan morganii*, descrita en 1856, con una probóscide casi tan larga, lo que le condujo a postular la existencia en la isla de una subespecie. En 1903, se descubrió dicha subespecie llamada *praedicta*, en honor a la predicción de Wallace (el artículo no menciona a Darwin). La polinización no se observó hasta un siglo después.

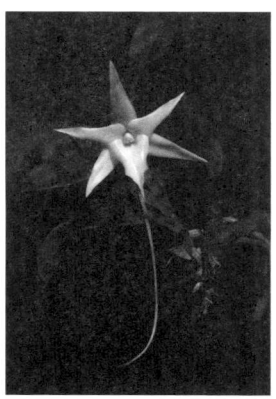

Orquídea de Navidad
(*Angraecum sesquipedale*)

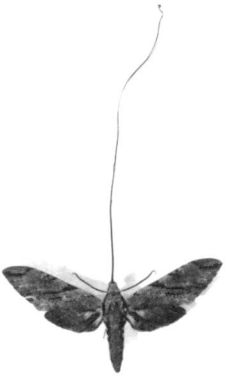

Esfinge de Darwin
(*Xanthopan morgani*)

La morfología floral de las orquídeas ilustra las dos preocupaciones científicas fundamentales de Darwin: la adaptación que resulta de la selección natural y la consanguinidad. Los dos temas fueron relacionados por él, pues observó que los órganos femeninos y masculinos de la flor están dispuestos de modo que hacen imposible o muy difícil la autofecundación en muchos casos. Darwin supuso que esa disposición no era casual, sino una adaptación producto de selección natural, la cual favorecía la fertilización cruzada en detrimento de la consanguinidad.

Con el fin de comprobar su hipótesis, comparó los efectos de la autofecundación y la fertilización cruzada en 57 especies vegetales en una serie de experimentos llevados a cabo en su invernadero. Constató que la descendencia de autofecundación crecía menos, florecía más tarde y producía una menor cantidad de semillas que la de fertilización cruzada.

Sus observaciones constituyen la primera evidencia experimental científicamente rigurosa de la reducción de aptitud de la progenie de la unión consanguínea en comparación con la que resulta de la unión entre individuos no emparentados, un fenómeno conocido como depresión consanguínea.

Estos resultados fueron publicados en una obra de 1876 titulada *Los efectos de la autofecundación y la fertilización cruzada en el reino vegetal*. Por aquel entonces, Darwin ya creía que semejantes efectos no eran comparables a los esperados en la descendencia de una unión entre primos, sobre todo si los padres pertenecían a una clase social alta.

Razones para una preocupación personal

Recientemente, hemos examinado la mortalidad infantil a los 10 años de un total de 25 familias del linaje Darwin-Wedgwood, incluyendo la de Darwin. El análisis matemático de los resultados reveló una asociación estadísticamente significativa entre la mortalidad de los niños y su coeficiente de consanguinidad. Estimamos la mortalidad de los hijos de los matrimonios entre primos de los hermanos de Emma en un 21%, más del doble que el calculado en familias no consanguíneas. El valor de F de la progenie varió entre 0,0625 y 0,1255, puesto que Henry se casó con una prima hermana doble. La mortalidad en la familia de Darwin fue del 30%.

La comparación demuestra que la preocupación de Darwin respecto a los perjuicios de su unión con su prima, despertada por la muerte de la pequeña Annie en 1851, ocho años después de la de Mary; y la de Charles Waring siete años más tarde; así como la pobre salud que mostraron durante la infancia varios de sus hijos, estaba justificada.

Con razón se inquietó por estudios como el de Bemiss, publicado el mismo año en que murió su hijo, en los que se afirmaba una tendencia en los hijos de primos a tener graves problemas de salud. La ambigüedad derivada de las conclusiones de Mitchell le indujo a recurrir a Lubbock para recabar la información necesaria para dilucidar el asunto y, cuando la iniciativa fracasó, no dudó en derivarlo a su hijo George al que ayudó moviendo más de un hilo. Al mismo tiempo, entre 1868 y 1877, publicó tres libros dedicados a la fecundación en animales y plantas, y halla una evidencia clara de que las plantas consanguíneas producen menos semillas, además de otros signos de menor aptitud relativa.

Su tataranieto Randal Keynes ha dicho con toda razón que «la vida y la ciencia de Charles [Darwin] formaban parte de una sola pieza». Si tuviésemos que escoger una cualidad típicamente darwiniana, sería la capacidad para observar el animal en ese ser que Whewell consideraba el único digno de la Creación; esa capacidad para insertar al hombre en la naturaleza no la tuvieron el codescubridor de la selección, Wallace, ni otros darwinistas como el anticlerical Thomas Huxley o el creyente Asa Gray.

En relación con sus experimentos, ¿se preguntó si las familias consanguíneas tienen menos hijos?, o a la inversa, ¿comprobaba una intuición previa en un modelo? Darwin iba y venía con libertad por el espacio filogenético. Sus prejuicios eran otros.

El estudio del número de hijos de 30 matrimonios en el linaje Darwin-Wedgwood puesto en relación con el coeficiente de consanguinidad nos llevó a detectar un efecto adverso en la fertilidad de los varones. En el caso concreto de la familia de Darwin, cabe señalar que de los siete hijos que alcanzaron la edad adulta, seis se casaron, Francis en tres ocasiones y Leonard en dos. Sin embargo, cinco de estos nueve matrimonios no tuvieron hijos, y el número de hijos por mujer fue significativamente menor en las parejas en las que el hombre era consanguíneo.

Este resultado de depresión consanguínea en la fertilidad masculina es coherente con la evidencia reciente de una mayor incidencia de alteraciones estructurales en los espermatozoides producidos por individuos consanguíneos, comparado con los hijos de padres no emparentados.

La fábrica de idiotas

En 1878, poco después de la publicación de *Las aventuras de Tom Sawyer*, Samuel L. Clemens, más conocido como Mark Twain, llegó a bordo de una barcaza al pueblo alemán de Dilsberg, aislado en la cima de una colina. Por entonces se decía de sus 700 habitantes que eran parientes debido a la recurrencia de matrimonios consanguíneos en la localidad durante quinientos años. Esto explicaba, en opinión del capitán, que el lugar fuese una «fábrica de idiotas próspera y diligente». Pero el conocido escritor no encontró allí más idiotas que en otras partes. Cuando compartió su observación, el áspero capitán le explicó que las autoridades del país distribuían los idiotas por toda su geografía, internando a muchos de ellos en manicomios. Twain concluyó que todo aquello no debían ser más que patrañas, ya que «la ciencia moderna niega que el matrimonio entre parientes cause el deterioro de su descendencia».

Años después de su viaje por Alemania, escribirá un ensayo sobre la consanguinidad asociada al aislamiento de una pequeña población asentada en una isla del Pacífico. Se refirió a una parte de los amotinados del HMS Bounty, que en 1790 se refugiaron en la isla de Pitcairn, por entonces mal cartografiada, situada al sureste del archipiélago de Tahití. Seis hombres, 11 mujeres y un bebé se escondieron en aquel paraíso. En 1829 murió el último de los amotinados. Sus descendientes viven todavía allí.

Cuando Twain escribió su ensayo, la población de Pitcairn consistía en 41 hombres y 49 mujeres. En él se refiere a la conversación entre un viajero hipotético y un isleño: «dices que esa joven mujer es tu prima; pero hace un instante la llamaste tía». A lo que el isleño replicó: «bueno, ella es mi tía y mi prima también. Y además es mi hermanastra y sobrina; primas cuarta, trecena y cuadragésima segunda; mi tía abuela y abuela, cuñada viuda y, la próxima semana, será mi esposa».

América, América, y viceversa

Al igual que ocurría en el Reino Unido, también en Norteamérica el matrimonio entre primos y la alianza interfamiliar a través del enlace entre dos hermanos de una familia con dos hermanos de la otra, fueron estrategias eficaces para concentrar la riqueza y propulsar la expansión económica. De hecho, contribuyeron a la revolución industrial en la producción textil en el área de Boston y, en estrecha relación con esa industria, el desarrollo del cultivo del algodón y de la economía esclavista en los estados sureños.

El declive del matrimonio entre primos iniciado a mediados del siglo XIX a ambos lados del océano fue en parte la consecuencia del surgimiento de nuevos instrumentos legales e instituciones que permitieron la reunión de importantes reservas de capital sin necesidad de recurrir al matrimonio; del descenso en el número de hijos por familia; de la edad más tardía a la que se casaba la mujer; y de su mayor independencia.

Sin embargo, en los Estados Unidos se produjo una deriva singular en la percepción social del matrimonio entre primos. De ser una institución aceptada por económicamente productiva pasó a percibirse emocionalmente repugnante, peligrosa para la salud de la progenie, y retrógrada desde el punto de vista político. Antes de la Guerra Civil no había en la Unión ninguna ley que lo prohibiese, pero a finales de siglo se promulgaron en cuatro estados, a los que se sumaron 14 en el siglo xx. Según la antropóloga Susan McKinnon, el cambio expresa cierta identificación del matrimonio entre primos con el orden jerárquico característico de las monarquías europeas, así como la necesidad de su desmantelamiento según el orden republicano.

No por casualidad Thomas Paine publicó bajo pseudónimo en 1775 una serie de escritos sobre el matrimonio al mismo tiempo que llamaba a la revuelta contra el rey Jorge III, enloquecido por la porfiria; ni Alexis de Tocqueville se refirió en una obra de 1835 a los efectos democratizadores de la partición de las herencias en sociedad, «atacando la raíz de la propiedad de la tierra» y «dispersando con rapidez familias y fortunas». Además de un cambio político, la revolución exigía el cambio en el matrimonio y la herencia de la riqueza desde un modelo patriarcal, vertical, en el que las diferencias se consideraban naturales, hacia otro horizontal determinado por el mérito individual.

TÚ FELIZ AUSTRIA, ¡CÁSATE!

A finales del siglo XIII los Habsburgo llegaron a ser duques de Austria, más tarde reinarán en Bohemia y Hungría. Desde 1452, año en el que Federico III se convierte en emperador del Sacro Imperio Romano Germánico, ocupan el trono imperial casi de forma ininterrumpida hasta su finalización en 1806. Dirigieron el imperio austríaco, fundado un par de años antes en respuesta al napoleónico y disuelto en 1867, así como el imperio austrohúngaro hasta su término en 1919, coincidiendo con el final de la Gran Guerra. Puede decirse sin exagerar que dominaron la política europea durante seis siglos.

El poder de la conquista

Los Habsburgo lograron mantener y aumentar su poder durante tanto tiempo gracias al matrimonio con miembros de algunas de las dinastías reales más poderosas de Europa. El matrimonio entre el hijo de Federico, el emperador Maximiliano I, con María de Borgoña permitió agregar a los territorios de los Habsburgo el ducado de Borgoña, el Franco Condado y los Países Bajos; y el de su hijo, Felipe el Hermoso, así llamado por su vestir impecable, con una de las hijas de los Reyes Católicos, su prima segunda Juana de Castilla, apodada la Loca por su frágil sensibilidad, los reinos de Castilla, Aragón y Navarra.

El momento de mayor poder territorial llegará con la conquista americana cuando el hijo de Felipe y Juana herede el trono español en 1516 con el título de Carlos I, y tres años más tarde sea entronizado emperador como Carlos V. Con el matrimonio entre el hermano de este, Fernando, y Ana Jagellón, por un lado, y el de la tercera hija de Felipe el Hermoso, María, con Luis II de Hungría, por el otro, se producirá la unificación de Austria, Bohemia y Hungría bajo el extenso dominio de los Habsburgo, la cual durará cuatrocientos años.

Los padres de Carlos eran primos segundos, descendientes de Fernando I de Aragón y de Juan I de Portugal. Se casará con su prima Isabel de Portugal con quien tuvo cinco hijos. La madre de esta era hermana de Juana de Castilla. En 1555, Carlos V abdica y toma la decisión de dividir el imperio, cediendo los reinos españoles a su primogénito Felipe II y el Sacro Imperio a su hermano, el archiduque de Austria, Fernando. En Felipe II y en su tío Fernando I tiene entonces su origen las dos poderosas ramas de los Habsburgo, la española y la austríaca.

Tanto el rey de España como el emperador se guiarán por aquellos hexámetros latinos expresados en tiempos de su ancestro Maximiliano I *Bella gerant alii; tu, felix Austria, nube. Nam quae Mars aliis, dat tibi diva Venus* (Que otros hagan la guerra; tú, feliz Austria, ¡cásate! Porque los reinos que Marte da a los otros, a ti te los concede la divina Venus), una versión inteligente del célebre consejo «haz el amor y no la guerra» que caracterizará al movimiento jipi de la década de los 60 del sig o xx en defensa del «amor libre», sin esposas. Pero los Habsburgo recurrirán al mismo uso estratégico del matrimonio que tanta riqueza y poder les había reportado desde hacía varias generaciones. Mediante uniones recurrentes entre parientes, esposados así al parecido, se verán a la postre empobrecidos en su variación, lo mismo que esos tomates y pimientos venidos de América son casi iguales por mor de la selección artificial.

La partición del imperio de os Habsburgo en dos monarquías extendidas sobre territorios separados por una Francia desconfiada favorecerá que, con cada generación, los miembros de la dinastía busquen mediante el matrimonio entre parientes fortalecer las alianzas necesarias para conservar su primacía, lo que finalmente lograrán a costa de ir erosionando la variabilidad genética del linaje. Como Darwin supo observar, las causas biológicas implicadas en este proceso de consanguinidad son esencialmente las mismas que operan en cualquier otro organismo, ya se trate de ovejas, guisantes o pimientos.

A decir verdad, los matrimonios consanguíneos fueron relativamente comunes en prácticamente todas las grandes dinastías reales europeas, no solo en los Habsburgo, así como en otras familias aristocráticas, en especial hasta principios del siglo xix. Luego serán frecuentes también en dinastías de la alta burguesía, generalmente con el mismo propósito de no fragmentar la herencia de bienes materiales, manteniendo la riqueza dentro de la familia. Esta política matrimonial tampoco fue infrecuente en otros estratos sociales, sobre todo en el ámbito rural donde la heredad está tradicionalmente unida a la tierra.

En el caso de los Habsburgo, la consanguinidad se vio quizás acentuada por razones geopolíticas, relacionadas con la división territorial en partes considerablemente distanciadas para la época, cuando las conexiones más eficaces se hacían todavía por mar, y a un poder de tal magnitud que exigía el matrimonio entre príncipes en un contexto de reducción del número de unidades políticas. Mientras que la Europa de 1500 incluía unas 500 entidades políticas independientes, como el antes mencionado ducado de Borgoña, en 1900 habrá unas 25. Será sobre todo a partir del tratado de Westfalia, que en 1648 supuso la rúbrica final a la Guerra de los Treinta Años, que Europa quede reducida a un puñado de estados soberanos con fronteras definidas por el acuerdo internacional.

El surgimiento de los grandes Estados nación, en combinación con otras limitaciones como la Reforma religiosa, supuso la reducción del número de opciones disponibles para la concertación de matrimonios reales, lo que condujo al incremento de la probabilidad de ser protagonizados por parientes. Seguramente, ambos factores contribuyen a explicar el notable aumento en el nivel promedio de los niveles de consanguinidad de los monarcas de las principales dinastías europeas que hemos observado en los siglos XVI y XVII.

Pero la instrumentalización política del matrimonio llevada a cabo por los españoles no siempre fue en un sentido endogámico. La estrategia matrimonial fue la opuesta durante la conquista americana, lo que tendrá consecuencias genéticas evidentes.

Que trate de que indios y cristianos se casen

En sus ordenanzas de 1503, los Reyes Católicos mandaron al nuevo gobernador de La Española, Nicolás de Ovando, que «trate de que algunos cristianos se casen con indias y que algunas cristianas se casen con indios, para que puedan comunicar y enseñarse entre ellos, para que los indígenas puedan adoctrinarse en nuestra Santa Fe Católica y aprendan a trabajar las tierras y gobernar sus propiedades, y se vuelvan hombres y mujeres racionales».

Entre los objetivos de la colonización americana, explícitamente declarados tanto por los españoles como por los ingleses más de un siglo después, se contaba el mejorar la vida de pueblos percibidos como bárbaros sumidos en la ignorancia. Civilizar al Nuevo Mundo suponía para los conquistadores la conversión de los indígenas a la fe cristiana. Sin embargo, la conquista requería el asentamiento en la tierra, algo que solo los españoles pensaban que podría lograrse de la manera más eficiente a través del matrimonio y la mezcla interracial.

La excelente investigación comparativa de John H. Elliott muestra que los procesos de colonización protagonizados por ingleses y españoles difirieron notablemente en su actitud hacia el mestizaje y la cohabitación con los indios. La unión entre «razas» fue casi inexistente en la América inglesa: «no existe registro alguno de ningún matrimonio legal entre ingleses e indios en Massachusetts entre 1630 y 1676», por ejemplo. Más de un siglo antes, los franciscanos de México habían insistido al emperador Carlos V en que «los dos pueblos, el cristiano y el pagano, deberían unirse y juntarse en matrimonio, como ya está empezando a suceder». Otro conocido hispanista, Henry Kamen, refiere una ley de 1514 en la que el rey Fernando expresa: «[Que nada] pueda impedir el matrimonio entre indios con españoles, y que todos tengan entera libertad de casarse con quien quisieren».

Entre los documentos a los que aluden Elliott y Kamen se incluye una carta fechada en 1571 que un comerciante establecido en México dirige a su sobrino, en la que se dice lo siguiente: «A pesar de que en España pueda parecer que me precipité al casarme con una india, aquí esto no comporta ninguna pérdida de honor, ya que a la nación de los indios se la tiene en una alta estima». Aunque tales impresiones no fuesen representativas del sentir general, reconoce Elliott, lo cierto es que los españoles no tenían por lo común reparo en hacer de las mujeres indias sus amantes o en tomarlas por esposas.

Sin embargo, los colonizadores ingleses temían que la cohabitación con los indios los abocase a la degeneración, una idea coherente con la creencia en la posibilidad de que el entorno en el que vive un individuo afecte a la forma de su descendencia. La herencia de caracteres adquiridos durante la vida o modificados por el efecto ambiental es una idea antigua, comúnmente aceptada siglos antes de que se la asocie con Lamarck. Aquellos colonos se instalaron tras empalizadas físicas y culturales para proteger su linaje.

Elliott ilustra además la diferencia recordando las afirmaciones de Walter Raleigh quien, tal y como se informa en una carta a Felipe II, remontó buena parte del Orinoco en busca de El Dorado. Señala con orgullo cómo en cierta expedición ninguno de sus hombres osó tocar a una india, mientras que los soldados españoles, que en la década de 1530 remontaron el río Paraguay, pusieron fin a su viaje cuando los indios del lugar les ofrecieron sus hijas, dice Elliott, estableciéndose en aquel lugar y fundando lo que se convertirá en la ciudad de Asunción.

Este hispanista tampoco ignora las implicaciones genéticas de la diferencia en la colonización, pues menciona un impactante comentario del ministro de guerra norteamericano Henry Knox al presidente Washington, poco después de la independencia de las colonias inglesas: «resulta triste pensar que nuestros métodos de población han acabado siendo mucho más destructivos para los indios que la manera en que se comportaron los conquistadores de México y Perú. La prueba se halla en la casi total extirpación de los indígenas en las partes más pobladas de la Unión. A algún historiador futuro le corresponderá señalar las causas de la destrucción de la raza humana de color».

Como señala el mismo «historiador futuro», Knox hacía aquella observación «en un momento en que la población indígena de la América española, que había sido devastada en el siglo XVI por las enfermedades europeas y por el trauma de la conquista y la colonización, empezaba a mostrar signos inequívocos de recuperación demográfica», e indica Elliott, justo a continuación, que en 1789 «las colonias americanas españolas contaban con ocho millones de indios y un millón de mestizos en una población total estimada en unos 14 millones», lo que representa un 57% de población indígena, muy superior al 6% estimado en la Norteamérica británica de 1770.

Aun siendo evidente para cualquier observador actual la huella del mestizaje que favorecieron los españoles en América, esta ha quedado registrada en estudios recientes llevados a cabo con marcadores genéticos que implican la estimación del grado del flujo de genes entre poblaciones clasificadas en distintas categorías raciales.

La comparación de la frecuencia de alelos en *loci* que son informativos de la ascendencia poblacional entre diferentes poblaciones afroamericanas, así como de las poblaciones africana y europea, reveló un grado de mezcla genética entre la población norteamericana de ascendencia europea y la de ascendencia africana significativamente más alto en el estado de Luisiana comparado con otros estados.

Este resultado podría estar relacionado con su particular historia de colonización, menos influida por los ingleses y sus prejuicios en contra de la mezcla interracial. Explorada por los españoles a principios del XVI, Luisiana estuvo bajo dominio francés desde 1682 hasta 1763, año en que fue cedida a España. En 1803 se devolvió a Francia.

El color negro de la razón blanca

Si en el siglo XVI la colonización americana se había justificado por el mayor grado de civilización que comportaba la conversión al cristianismo, en el siglo XVIII tendrá lugar una justificación análoga en virtud de la razón. Y es que la afirmación radical del movimiento ilustrado de igualdad de la especie humana sobre la base de su común capacidad de raciocinio sugería la existencia de unos mismos valores e ideales a los que aspirarían los pueblos de todas las latitudes, lo cual abría la posibilidad de su clasificación según el grado de consecución de tales fines. De hecho, la idea de superioridad racial del europeo está presente en los escritos de la mayoría de los filósofos ilustrados, incluyendo a Voltaire y Hume, y desde ahí entrará con fuerza en el siglo de Darwin y su fe en el progreso científico. En este sentido, la atención que dos siglos antes la Corona Española dedicara a las tesis de Las Casas y de Francisco de Vitoria, entre otros, en defensa de la protección de los indios, las cuales condujeron a la promulgación de las Nuevas Leyes de Indias en 1542 y al llamado derecho indiano, resulta de una modernidad sorprendente. Por otro lado, el uso del matrimonio por los españoles en el proceso de colonización podría en parte explicarse como una peculiar expresión social del barroco.

Quizás el contacto temprano y prolongado de los españoles con pueblos y culturas muy diferentes, primero con musulmanes y judíos, más tarde con los indios americanos, contribuya a explicar esa tradición de singular examen de lo irracional en la naturaleza humana que alcanza a Goya desde Cervantes.

Precisamente en relación con la diversidad de las razas humanas y la variación de sus rasgos en el cruzamiento interracial, uno de los primeros en utilizar la palabra *herencia* en su sentido biológico moderno fue Immanuel Kant a finales del XVIII. Su estudio se basa en la traducción que hizo Leclerc de Buffon del sistema de castas elaborado por los españoles en América. El sistema de castas español constituyó una fuente de investigación empírica de gran interés para la antropología y el estudio de la herencia de rasgos como el color de la piel. En él se describía cómo el color oscuro de un ancestro desaparecía de la descendencia tras cuatro generaciones de mezcla, pero también que el rasgo se comportaba a veces de forma inesperada.

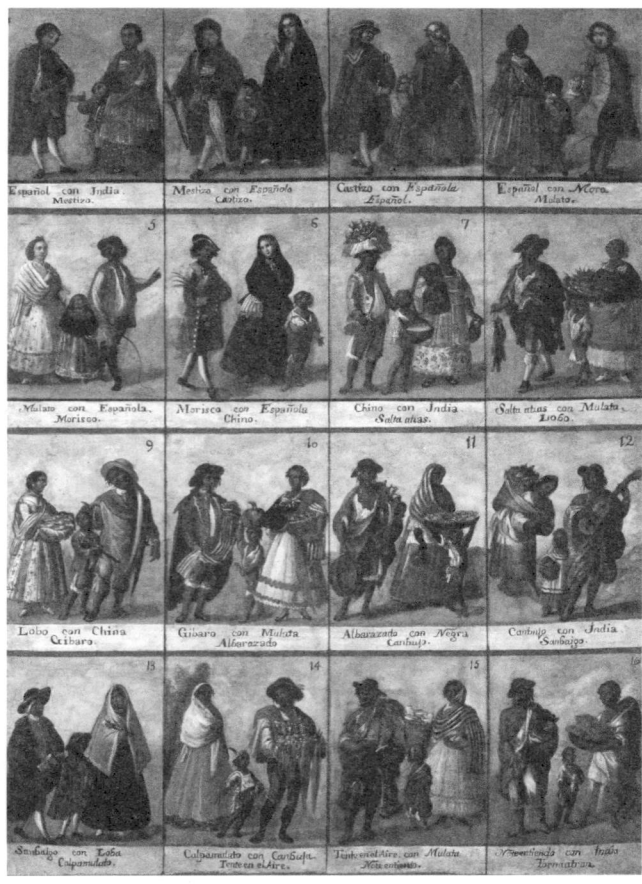

Sistema de castas español en América

Así, el «negro torna atrás» resultaba del cruzamiento entre un español y una mujer blanca con ojos azules cuya tatarabuela era negra, lo que parecía incompatible con la común idea de que la progenie debía mostrar un aspecto intermedio en relación con el manifestado por los parentales, discrepancia que reflejaba el modo de herencia aparentemente caprichoso que ya intrigara a Jean Fernel, Ambroise Paré y Luis Mercado, y a un filósofo como Michel de Montaigne que comprendía la razón como un sentido atento a la singularidad.

La elaboración de un sistema de castas como el referido por Buffon, consistente en una detallada clasificación de los distintos grados de mestizaje, es impensable en otros procesos de colonización como el que tuvo lugar en Norteamérica.

La sinrazón en defensa de la razón

Uno los episodios más célebres de la Leyenda Negra es la imputación al rey Felipe II de asesinar a su hijo, el infante don Carlos. La calumnia tenía su origen en el Príncipe de Orange, quien se había sumado a la rebelión de los Países Bajos contra la Corona Española, enviando en 1566 un emisario al sultán para solicitarle que no cejara en la presión turca sobre España. Fue también utilizada por un ministro del rey perseguido por alta traición, pero no se difundió ampliamente hasta dos siglos más tarde, cuando Schiller la emplee como fundamento para su drama *Don Carlos*, representado por primera vez en 1787, el cual inspiró la obra lírica de Verdi.

Aquella falsedad, como el mismo Voltaire había sospechado, se esgrimía ahora en defensa de los valores de la Ilustración, en favor de la libertad y en contra del despotismo y el fanatismo religioso. En defensa de la idea optimista de que aquello que debe guiar la vida humana no es tanto la autoridad del pasado como sus proyectos para el futuro.

El infante don Carlos nació en 1545. Sus padres eran primos hermanos dobles. Sin embargo, su coeficiente de consanguinidad era del 21%, considerablemente superior al 12% esperado por el estrecho parentesco de sus padres, lo cual se debió un efecto acumulativo por la recurrencia de uniones consanguíneas en su genealogía. Fue una persona enfermiza, tartamuda, mal desarrollada física y mentalmente.

El pintor Alonso Sánchez Coello lo retrata en 1557. El artista apenas logra disimular con una capa oscura la forma contrahecha del príncipe.

Ese mismo año, con motivo de la paz de Cateau-Cambrésis entre Francia y España, se concertó su matrimonio con Isabel de Valois, pero finalmente esta se casaría con Felipe II, que había enviudado. Don Carlos era imprevisible, violento, y cruel. Su padre se vio obligado a retenerlo en el Real Alcázar de Madrid por razones políticas. Varios testimonios indican que, demente, se dejó morir a los 23 años.

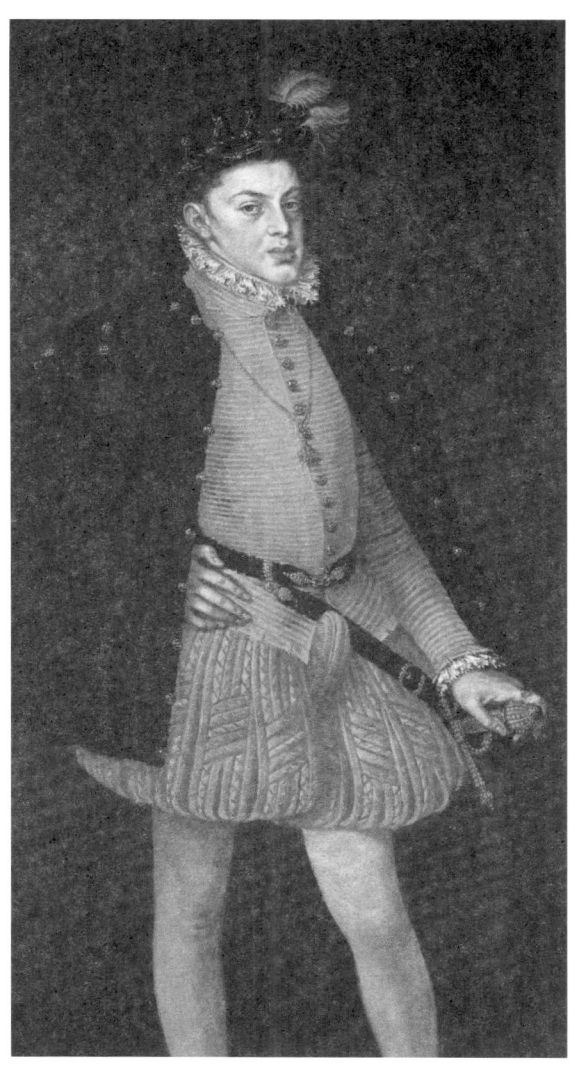

Don Carlos de Austria, por Alonso Sánchez Coello

Subidos al carrusel consanguíneo

El coeficiente de consanguinidad de Felipe II es del 12,3% aproximadamente el doble del que se esperaría en un hijo entre primos como, de hecho, eran sus padres, Carlos V ($F = 0,038$) e Isabel de Portugal ($F = 0,101$). Como se observa en otros casos, la diferencia se debe al efecto acumulativo de la concatenación de varios matrimonios consanguíneos en su linaje. El alto valor de F de Isabel refleja la elevada frecuencia de matrimonios consanguíneos en otras dinastías reales como la Casa de Avís.

El hijo de Felipe II con su sobrina Ana de Austria, Felipe III, tiene un coeficiente de consanguinidad extraordinariamente elevado ($F = 0,218$); el del hijo de este, el rey Felipe IV, cuya madre Margarita de Austria es la nieta del emperador Fernando I, es asimismo muy alto ($F = 0,115$); y el de Carlos II, quien se convertirá en el último rey Habsburgo español, hijo de Felipe IV con su sobrina Mariana, alcanzó un valor mayor que el esperado en un hijo de dos hermanos o de un padre/madre y su hija/hijo ($F = 0,254$).

Con Carlos II la dinastía se bajará bruscamente del «carrusel consanguíneo», en la expresión de Bartolomé Bennassar, quien de manera razonable sugerirá, en consonancia con lo afirmado por otros reputados hispanistas, que la causa más probable de la extinción de la dinastía Habsburgo española fue el fuerte encadenamiento consanguíneo entre generaciones.

Aunque el valor de F de un individuo aumenta con la sucesión de uniones consanguíneas, basta con que tenga hijos con alguien no emparentado para que se reduzca a cero en la descendencia. Es decir, la cadena de aumento de *F* en la dinastía podría haberse roto por un único eslabón forjado con sangre ajena.

Con el objetivo de comprobar la hipótesis de la consanguinidad como causa de la extinción de los Habsburgo españoles, Bennassar hipotetizó que la descendencia de un matrimonio consanguíneo tiene una menor probabilidad de sobrevivir que la de una unión entre individuos no emparentados. Llevó a cabo un cálculo de la mortalidad de los hijos de los reyes Habsburgo españoles a lo largo del periodo que se extiende desde el nacimiento de Felipe II en 1527 hasta el de Carlos II en 1661. Observó que el 29,7% de los nacidos durante ese tiempo murieron antes de cumplir un año y el 50% antes de cumplir los 10. Cuando se incluye a los niños de toda la dinastía, desde Felipe I hasta Felipe IV, ya que Carlos II no tuvo descendencia, pero se excluyen los abortos y aquellos muertos antes de la primera semana, la mortalidad a los 10 años es del 38,9% (fallecieron 14 de un total de 36 infantes). Estos datos confirman que la mortalidad infantil fue muy elevada, incluso si se compara con los niveles estimados en las clases populares de la época que, por supuesto, no tenían los mismos cuidados.

Estos niños estaban asistidos por los mejores médicos de la época. Andrea Vesalio atendió a Carlos V, al que dedicó su *De humani corporis fabrica*, además de a su hijo Felipe II. Al servicio de este estuvieron, entre otros, Francisco Vallés, pionero de la anatomía patológica; Francisco Hernández, otro explorador de América y descubridor de nuevas plantas medicinales, así como su maestro, Cristóbal de Vega, responsable del cuidado del príncipe Carlos, junto al destacado Gómez Pereira, cuyas tesis anticipan el mecanicismo biológico de Descartes. Al servicio de Felipe II y de Felipe III estuvo Luis Mercado, autor del mencionado *De morbis hereditariis*, el primer tratado sobre el tema; y al de Felipe III y Felipe IV estuvo Juan Gallego de la Serna, quien hizo importantes aportaciones a varias ramas de la medicina.

No obstante, la comprobación rigurosa de la hipótesis de la consanguinidad como causa de la extinción de la dinastía Habsburgo española exige la comparación de los datos de mortalidad infantil con el coeficiente de consanguinidad y, por tanto, conocer con precisión el grado de consanguinidad de sus miembros, con el fin de detectar una evidencia de depresión consanguínea.

¿Extinguidos por la consanguinidad?

A partir del examen de un árbol genealógico con más de 3.000 antepasados de Carlos II a lo largo de 16 generaciones, lo que representa un período de cinco siglos, pudimos calcular con precisión el coeficiente de consanguinidad individual y poner dicha hipótesis a prueba. El análisis de su relación con la tasa de supervivencia infantil mostró una correlación negativa significativa desde el punto de vista estadístico, indicando que los individuos con F relativamente elevada tuvieron en general una menor probabilidad de alcanzar los 10 años.

Un ejemplo concreto refleja la tendencia general: mientras que todos los hijos de Felipe I con Juana de Castilla y los de Felipe II con su tercera esposa Isabel de Valois, los cuales debido a la ausencia de estrecho parentesco entre los padres tienen un coeficiente de consanguinidad bajo (3,8% y 0,9% respectivamente), sobrevivieron hasta los 10 años, los de Felipe II con su cuarta esposa, su sobrina Ana de Austria, y los de Felipe IV con su segunda esposa, asimismo su sobrina, Mariana de Austria, progenie cuyo grado de consanguinidad es del 21,8% y del 25,4%, respectivamente, presentaron supervivencias del 20% y el 40%, en cada caso.

Nuestro estudio ha demostrado que el impacto de la consanguinidad en el conjunto de infantes reales supuso un aumento de la mortalidad infantil del 17,8% en individuos con un valor de $F = 0,0625$, que es el esperado en la descendencia de primos, comparado con los niños de la familia Habsburgo cuyos padres no eran parientes. Estos resultados evidencian fuerte depresión consanguínea en la supervivencia infantil, de magnitud parecida a la que hemos observado en la familia de Darwin, así como a la detectada por otros autores en familias de la actualidad.

La preocupación de los reyes por la mortalidad de los infantes ha quedado reflejada en los retratos infantiles pintados en ese estilo barroco que busca aprehender lo inmaterial, donde los niños portan una serie de objetos pensados para contrarrestar un mal que, al parecer, residía menos en la mirada envidiosa que en las profundidades invisibles de la carne.

Los niños del cielo

La obra *Felipe II ofreciendo al cielo al infante don Fernando*, expresamente solicitada por el monarca a Tiziano, quizás iniciada en 1572 con peculiar diseño de Sánchez Coello y remitida tres años más tarde, conmemora dos hechos acaecidos en 1571: la derrota de la armada turca en Lepanto el siete de octubre y el nacimiento el cinco de diciembre del heredero al trono. Con la batalla de Lepanto como telón de fondo, un ángel ofrece en escorzo al infante don Fernando una corona de laurel y la palma de la victoria, en la que se enrolla una filacteria con la inscripción *Maiora tibi* («mayores triunfos te esperan»). El niño es sostenido por un Felipe II acorazado con la armadura de

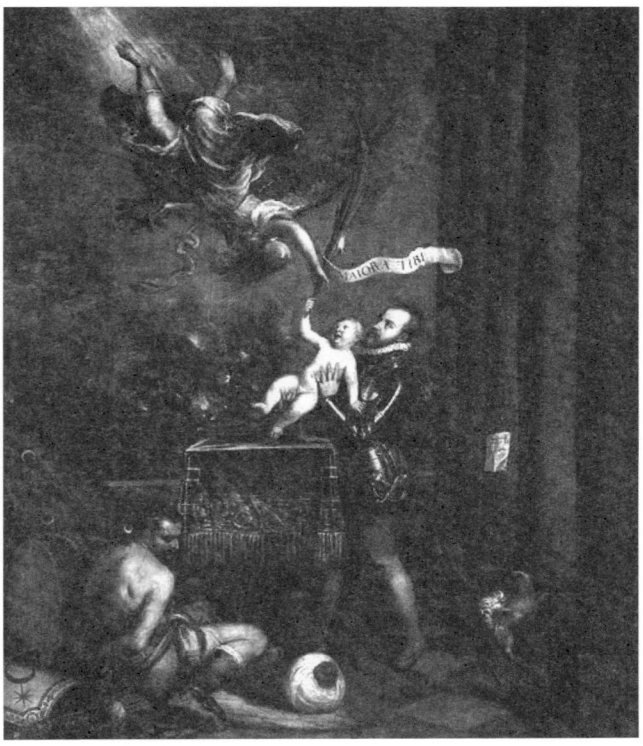

Felipe II ofreciendo al infante Fernando a la Victoria, por Tiziano

su padre, signo de la fortaleza del linaje Habsburgo. Lo elevará por encima de su cabeza en un gesto propio de la paternidad que simboliza el impulso espiritual que precisa todo progreso rectilíneo hacia la perfección celestial, en contraste con la curvilínea cont güidad carnal característica del vínculo materno.

El mensaje de dicha alegoría, originalmente de celebración de un regalo del cielo, debió tornarse reconocimiento del sacrificio que acarrea la victoria amarga, ya que el infante no superó la edad de siete años. Podría expresarse con aquellos versos que Lope de Vega dedicará a su hijo Carlos Félix, fallecido a la misma edad: «Este de mis entrañas dulce fruto, con vuestra bendición, ¡oh Rey eterno!, ofrezco humildemente a vuestras aras.»

Un retrato de Sánchez Coel o de 1577 muestra al infante don Fernando con aspecto delicado poco antes de morir tres años después de la llegada del cuadro a España. El segundo hijo del rey, en este caso con su sobrina Ana de Austria, don Carlos Lorenzo, nacido en 1573, vivió apenas dos años; en 1574, otro hijo nacerá muerto; en 1575 nace don Diego, cuya edad, al igual que la de Fernando, tampoco superará el número perfecto para el día de descanso.

Un retrato de don Diego por el mismo autor, asimismo fechado en 1577, lo muestra enfermizo, como a su hermano mayor, pero pertrechado de una panoplia de amuletos, sacros y profanos: una garra de tejón, una cruz de plata con un cráneo alojado, una medalla de la Virgen con el Niño, un diente dorado, un colgante de verde malaquita, un relicario de cuarzo…, alrededor de un corazoncito de coral rojo dispuesto sobre su estómago.

Muertos sus hermanos mayores, la exposición pública del futuro Felipe III parece cambiar. Justus Tiel lo retrata en torno a 1590, casi adolescente, protegido no ya por curiosos talismanes, sino por una armadura decorada con infinidad de grutescos en los que se distrae nuestra mirada, atrapada de este modo en un laberinto. Porta incluso el yelmo.

La presencia de dijes y amuletos en los retratos infantiles es frecuente en la familia Habsburgo. En particular, del

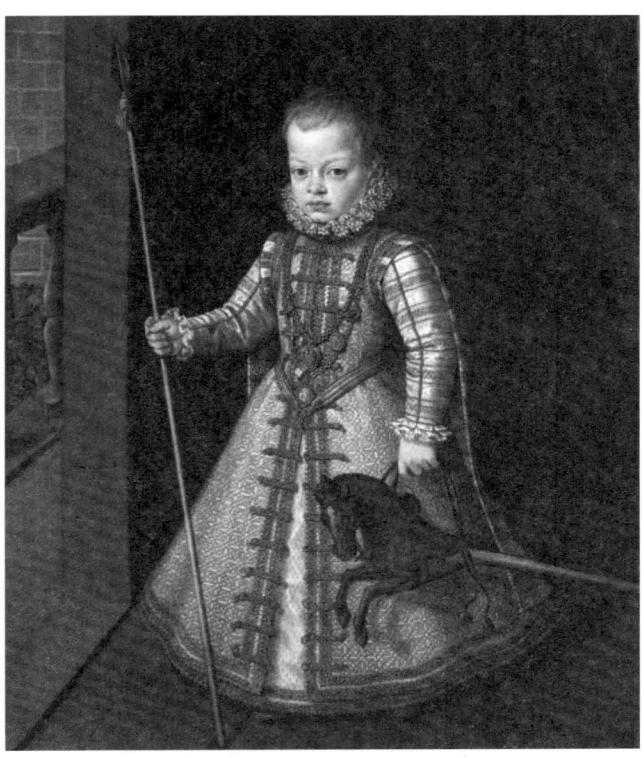

Infante Don Diego, por Alonso Sánchez Coello

reinado de Felipe III con su prima segunda Margarita se conservan retratos de todos y cada uno de sus ocho hijos, incluyendo un retrato fúnebre de la infanta María, quien murió al mes de nacer. La primogénita, Ana Mauricia, fue retratada por Juan Pantoja de la Cruz en 1602 con un año. Su atuendo está repleto de objetos apotropaicos: dos cruces engastadas en gemas sobre el pecho y, colgadas de la cintura, una higa de azabache, una campanilla de oro y una bola con incienso para alejar a los malos espíritus. Está además aferrada a una ramita de coral para prevenir las afecciones respiratorias. Probablemente, el azabache mágico procedía de Santiago de Compostela, donde se elaboraba para los peregrinos desde la Edad Media. Esa niña de mejillas sonrosadas llegará a ser la reina de Francia y de Navarra como esposa de Luis XIII.

También de Pantoja destaca un retrato de 1607 de la infanta María Ana con un cinturón cargado de dijes con supuesto efecto protector. María Ana se casará con su primo, el emperador Fernando III, y dará a luz a Mariana, quien se unirá en matrimonio a su tío el rey de España Felipe IV.

Con cinturón de lactante adornado de talismanes fueron retratados el resto de los infantes e infantas: Margarita por Santiago Morán en 1610, muerta a los siete años; acompañando a su hermano Alonso Caro, que no llegará a cumplir un año, en un retrato de Bartolomé González de 1611; y Fernando en otro de 1616, quizás del mismo autor. Quien será llamado el cardenal-infante morirá de una afección estomacal a los 22 años.

Aunque el uso del cinturón de lactancia con dijes es característico de los retratos infantiles de los Habsburgo, según Victor I. Stoichita la exposición pública de infantes e infantas con tales dispositivos de protección «no eran en absoluto inusuales en las demás cortes principescas europeas, pero eran particularmente necesarias en la de España a causa de cierta fragilidad genética en la dinastía de los Habsburgo».

La obra de Diego Velázquez también refleja la existencia de diversas estrategias de defensa de los niños de la dinastía. En 1646, murió de viruela el príncipe Baltasar Carlos, hijo de Felipe IV y su primera esposa Isabel de Francia. Tenía 16 años. Análogamente al caso del infante don Fernando, la muerte de Baltasar Carlos fue interpretada como un sacrificio que Dios exigía al monarca, al menos por la confidente del rey sor María de Ágreda, mística de quien se afirmaba que tenía el don de la bilocación. Y es que Felipe IV carecía entonces de aquella armadura que, de acuerdo con Tiziano, vestía su abuelo. En su lugar se escudaba en una monja de clausura a quien, en cientos de cartas, expuso sus muchas debilidades.

Velázquez había retratado al príncipe Baltasar Carlos en 1631 en compañía de un enano o bufón, cuya presencia, según Enid Welsford, servía para desviar el aojo. Durante más de 10 años, la Casa Real careció de un heredero varón hasta que en 1657 nació Felipe Próspero de la segunda esposa del rey Felipe IV, su sobrina Mariana de Austria, quien siendo niña había sido comprometida con su primo el príncipe Baltasar Carlos.

Un magnífico retrato del infante Felipe Próspero pintado por Velázquez en 1659 lo muestra con la higa de azabache, la campanilla de oro y la bola de incienso. Según las fuentes, sufría de alferecía, una enfermedad caracterizada por convulsiones y pérdida del conocimiento, identificada a veces con la epilepsia. Murió con solo tres años, pocos días antes de que naciera su hermano, el futuro rey de España Carlos II. La palidez de su bello rostro y su blando apoyo del brazo sobre el respaldo de una silla contrasta con la vivacidad del perrito blanco que nos mira atento a todo efluvio óptico malvado.

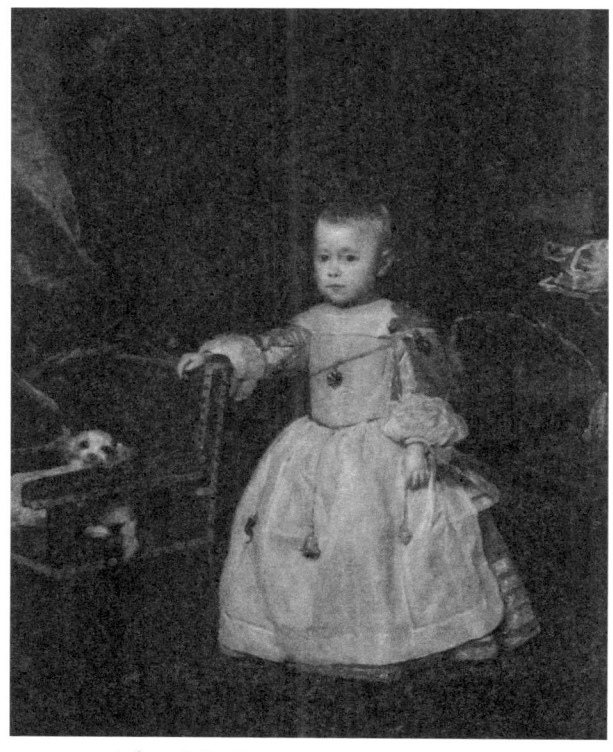

Infante Felipe Próspero, por Diego Velázquez

El hechizo de Carlos II

No anduvo hasta los seis años, tampoco habló sin dificultad hasta los nueve, edad a la que aún no había aprendido
a leer ni a escribir. Durante sus primeros cuatro años fue
alimentado en exclusiva con leche materna procedente
de un total de 14 nodrizas. De carácter abúlico, a los 30
parecía un anciano con edemas distribuidos por todo el
cuerpo. Sufría de frecuentes convulsiones y alucinaciones.
Delgado y con una cabeza grande para su baja estatura,
murió con 38 años de una enfermedad renal.

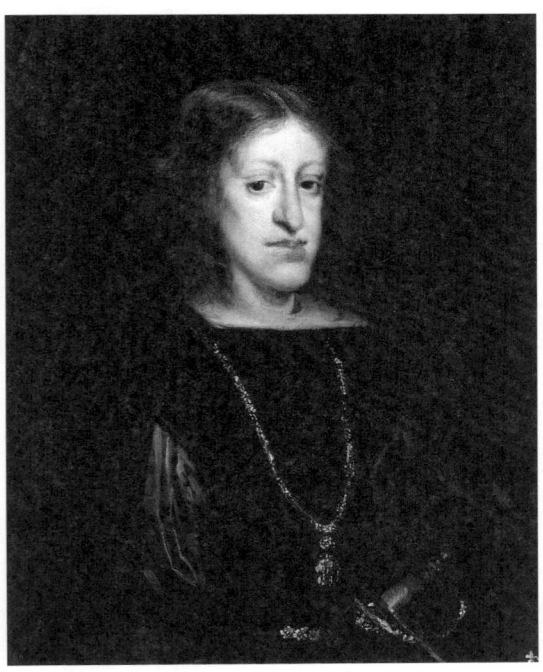

Carlos II de España, por Juan Carreño de Miranda

El último rey Habsburgo español era propenso a contraer enfermedades infecciosas, bronquiales y dentales, padeció sarampión y varicela a los seis años, rubeola a los 10 y viruela un año después; así como de hematuria, vómitos recurrentes y diarrea, entre otros trastornos digestivos que su dificultad para masticar debido a la maloclusión derivada de su pronunciado prognatismo sin duda agravaba.

Los muchos problemas de salud de Carlos II lo rodearon de un aura de misterio, hasta el punto de ser percibido bajo el efecto de alguna suerte de «hechizo maligno». Aunque el mayor enigma tal vez haya sido su paradójica resistencia. El embalsamiento del cadáver reveló que poseía un único testículo de pequeño tamaño. Seguramente era estéril (se casó dos veces). No hay ninguna certeza en cuanto a la patología o patologías que pudo haber padecido, aunque se ha especulado mucho al respecto.

En líneas generales, los diagnósticos que se han propuesto a partir del análisis de la sintomatología pueden clasificarse en tres grandes categorías: una causa básicamente infecciosa o de naturaleza ambiental; una anomalía cromosómica o alguna otra explicación esencialmente genética, pero sin relación con su elevado grado de consanguinidad; o una enfermedad rara causada por la expresión de una o varias mutaciones deletéreas recesivas ocasionada por el incremento relativo del grado de homocigosis que comporta la consanguinidad.

Las causas de la enfermedad en general, al igual que ocurre con cualquier otro rasgo del organismo, son siempre genéticas y ambientales porque todo sistema biológico utiliza en su desarrollo recursos tanto genéticos como ambientales. La enfermedad infecciosa depende, como es lógico, del riesgo de exposición al agente infeccioso y, por tanto, del ambiente al que se expone el individuo, pero su desarrollo y virulencia sobre el organismo depende además de su constitución genética. Asimismo, una enfermedad en esencia causada por un déficit enzimático debido a una mutación puntual en un gen particular depende siempre no solo de otros genes, sino también de factores ambientales como la dieta, el ejercicio u otros.

En el caso de Carlos II se ha especulado con que podría haber padecido de sífilis congénita. De acuerdo con esta hipótesis, la madre y esposa de Felipe IV, Mariana de Austria, tendría que haberle transmitido durante la gestación, o bien al nacer, la bacteria *Treponema pallidum*. La infección causa en el niño crecimiento corporal retrasado, lesiones cutáneas, meningitis, hidrocefalia, y discapacidad intelectual, entre otros síntomas tempranos. Entre los signos tardíos se incluyen la parálisis parcial o la extrema debilidad muscular, problemas oculares y auditivos, anomalías en los huesos largos y otras malformaciones óseas como el mal desarrollo de los maxilares.

Varios de estos síntomas parecen coincidir con los descritos en Carlos II, aunque debe tenerse presente que, en ausencia de un tratamiento con antibióticos, aproximadamente la mitad de los infectados de sífilis congénita habría muerto en el útero o poco después del nacimiento, y que la probabilidad de infección transplacentaria de la sífilis es, de manera global, superior al 60%.

Además de Carlos, de los seis hijos que el rey Felipe IV tuvo con su sobrina, solo su hermana mayor Margarita Teresa alcanzó la edad adulta. María Ambrosia de la Concepción y Fernando Tomás Carlos fallecieron antes de cumplir un año; Felipe Próspero a los tres; y una niña nada más nacer en 1662. Margarita Teresa, sin embargo, no manifestó graves problemas de salud. Morirá a los 21 años por las complicaciones surgidas durante el parto de su cuarto hijo. Hasta donde sabemos, no hay evidencia de que sufriera sífilis su madre, ni tampoco su padre cuya promiscuidad ha dado pie a este tipo de especulaciones.

Entre las anomalías cromosómicas que se han postulado se cuentan los síndromes de Klinefelter, y el del varón con cariotipo XX, los cuales podrían tal vez explicar la infertilidad y el pequeño tamaño testicular. Aunque los individuos con síndrome de Klinefelter pueden llegar a manifestar en algunos casos debilidad ósea y problemas de aprendizaje importantes, esta hipótesis es improbable porque son en general corpulentos con una altura superior a la media. Además, se ha discutido la posibilidad de que el monarca tuviese el síndrome del X frágil o síndrome de Martin-Bell porque es una causa relativamente común de discapacidad intelectual en varones. Está relacionada con mutaciones en un gen ubicado en el cromosoma X cuya función es crucial para el desarrollo cerebral. En cualquier caso, la hipótesis de una anomalía cromosómica es una especulación que, en principio, no estaría relacionada con la consanguinidad.

El coeficiente de consanguinidad de Carlos II fue el más elevado de los calculados en la dinastía Habsburgo española. Asumiendo que ello es parte de la explicación a sus graves problemas de salud, estos deberían estar relacionados con el hecho de que una cuarta parte de su genoma debió tener idéntica secuencia nucleotídica en cromosomas homólogos. Semejante grado de homocigosis genómica debió venir acompañada de un importante incremento en la probabilidad de expresar alelos deletéreos, ya que la mayoría de ellos son recesivos.

Hechizado por el demonio de Maxwell

El análisis que llevamos a cabo con la doctora Celsa Quinteiro de las enfermedades asociadas a alelos recesivos con efectos concordantes con la compleja sintomatología del rey nos condujo a hipotetizar que sufría de dos trastornos genéticos: una deficiencia de hormonas pituitarias causada por mutaciones en un gen del cromosoma 5 y la acidosis tubular renal distal. La primera es un trastorno endocrino que podría explicar infertilidad, abulia, baja estatura, debilidad muscular, y signos gastrointestinales; la segunda es una enfermedad relacionada con la alteración de los mecanismos de acidificación de la orina, generalmente causada por mutaciones en uno o dos genes ubicados en los cromosomas 2 y 7, la cual podría explicar la debilidad ósea y muscular, hematuria, e incluso el mayor tamaño de la cabeza en relación con el resto del cuerpo.

En realidad, no hay evidencia de que el «hechizo» del rey procediese de su genoma como tampoco la hay de que haya sufrido de sífilis congénita. Pero, dada su sintomatología, si la consanguinidad desempeñó un papel relevante en su explicación, la combinación de la acidosis tubular renal distal y la deficiencia de hormonas pituitarias constituiría una causa probable. Ahora bien, ¿cómo explicar que su hermana no sufriese graves problemas de salud si tenía el mismo grado de consanguin dad?

La homocigosis del genoma de Margarita Teresa aumentó, en comparación con la progenie de un cruzamiento no consanguíneo, en igual magnitud que el de Carlos II y el resto de sus hermanos, pero la distribución genómica de toda esa homocigosis adicional fue variable, ya que tiene lugar al azar. Afectó a zonas cromosómicas diferentes, quizás ocasionando la muerte de cuatro hermanos por la expresión de alelos letales en distintos *loci*. Que en cada descendiente individual se presenten juntos alelos recesivos perjudiciales raros en la población en general, pero que están presentes en ambos progenitores debido a su parentesco y, entonces, el organismo llegue a sufrir el daño resultante de su expresión es, en el fondo, cuestión de suerte. De haber existido el oscuro hechicero tendría la apariencia del demonio de Maxwell repartiendo sobre la dorada mesa celular naipes marcados sin orden ni concierto.

La suerte austríaca

Explicar la total incapacidad de Carlos II para engendrar un heredero y, por tanto, la extinción de la dinastía Habsburgo española en virtud de la alta frecuencia de uniones consanguíneas entre sus ancestros más cercanos, se ha convertido en un lugar común en la literatura histórica, popular y académica. El destacado especialista en la historia de los Austrias, John Lynch, por ejemplo, se refirió al rey como la «última y más degenerada víctima de la endogamia». Este tipo de conclusiones se basan en el prejuicio de asociar necesariamente la consanguinidad con el daño orgánico e incluso la deformidad, ignorando el importante componente probabilístico inherente a la herencia mendeliana. Hasta hace poco, estas especulaciones carecían de base empírica, pero hoy sabemos que la familia Habsburgo sufrió de depresión consanguínea en la supervivencia infantil, lo que significa que los individuos con un valor de F más alto tuvieron una probabilidad más baja de llegar a adultos. Además, sabemos que el valor correspondiente a algunos de sus miembros fue extraordinariamente elevado, sobre todo el de Carlos II y su hermana Margarita Teresa. Es a la luz de estas evidencias que puede concluirse que la consanguinidad desempeñó un papel importante en la extinción de la dinastía, lo que ha permitido especular con posibles causas genéticas asociadas al aumento de homocigosis que comporta la consanguinidad, responsables de los síntomas de Carlos II. Un solo par de variantes génicas recesivas podrían haber acabado con la más dominante de las dinastías reales europeas.

Pero la comprobación de tales hipótesis solo se conseguiría mediante un análisis genómico de sus restos, los cuales reposan en el Real Monasterio de San Lorenzo de El Escorial. De llevarse a cabo, su genoma revelaría ROH relativamente grandes repartidos al azar por toda su extensión, tal y como se infiere del hecho de ser hijo de un individuo con su sobrina, junto a otros más cortos derivados de uniones consanguíneas anteriores y la herencia al azar de haplotipos comunes. Pero no hay ninguna certeza a priori de la presencia de las mutaciones relacionadas con los dos trastornos recesivos que propusimos tras examinar su sintomatología.

El genoma de su hermana Margarita revelaría una proporción similar de ROH, el valor esperado es superior al 25%, aunque repartida de manera desigual, ya que la distribución es aleatoria en cada individuo. Dado que no solo disfrutó de un estado de salud razonablemente bueno, sino que tuvo descendencia, es probable que en ninguno de los muchos *loci* para los cuales fue homocigota presentase un alelo muy deletéreo.

Margarita Teresa de Austria ($F = 0,254$) se casó con su tío, el emperador Leopoldo I, ($F = 0,156$; un valor mayor que el esperado en la descendencia de una unión entre tío y sobrina, primos hermanos dobles o medios hermanos). Los cuatro hijos de esta pareja alcanzaron el sorprendente valor del 30%. De ellos, solo llegó a adulta María Antonia de Austria.

Un retrato de Benjamin Block pintado hacia 1669 muestra el aspecto delgado y enfermizo de María Antonia; vestida de oro, su rostro es inusualmente alargado, indicando un desarrollo facial en sentido vertical, algo apreciable en varios miembros de la familia. María Antonia se casó con el Elector de Baviera, Maximiliano II Emmanuel, miembro de la Casa de Wittelsbach, con el que tuvo tres hijos, de los cuales únicamente José Fernando, heredero a la Corona de España hasta su muerte en 1699, superó el primer año de vida. Dado el parentesco relativamente lejano de sus padres, su grado de consanguinidad es bajo, inferior al que se espera en un hijo de primos y, sin embargo, falleció a los seis años aquejado de pérdidas de consciencia. Su madre había fallecido por una infección durante el puerperio. La muerte de José Fernando dejó sin heredero a Carlos II, lo que conducirá a la Guerra de Sucesión española y, como resultado de esta, la instauración de la casa Borbón en el trono de España.

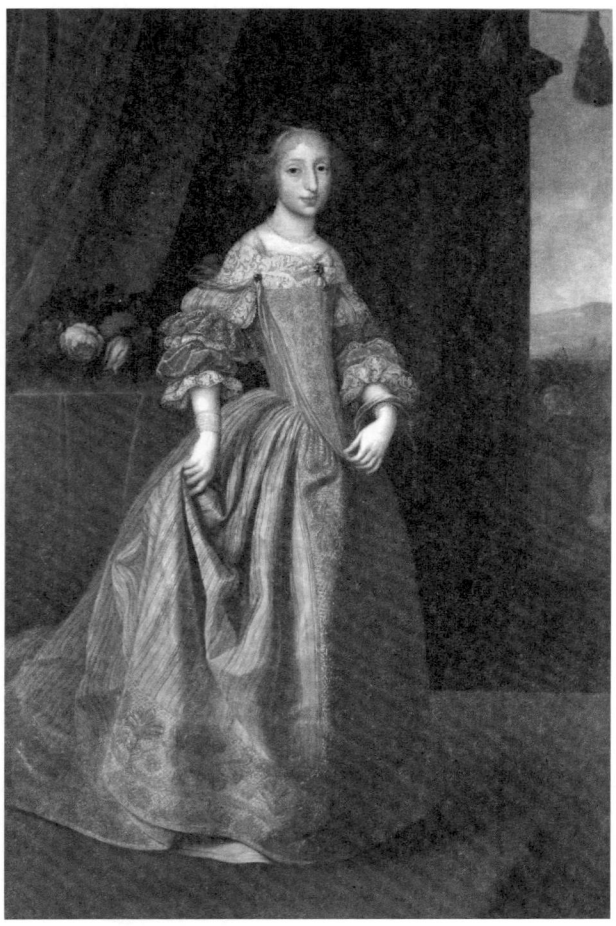

María Antonia de Austria, por Benjamin von Block

La muy elevada consanguinidad del emperador Leopoldo I, cuyo rostro comparte esos rasgos tan característicos de los Habsburgo, apreciables con nitidez en los retratos de Block, es un reflejo de la alta frecuencia de los enlaces consanguíneos en la rama austríaca de los Habsburgo. De hecho, el coeficiente de consanguinidad promedio de los emperadores de esta rama, desde Maximiliano I hasta Carlos VI fue del 7,9%, algo inferior al de los reyes Habsburgo españoles, que fue del 12,9%.

Como resultado de su elevada consanguinidad, la rama austríaca, como la española, evidenció depresión consanguínea en supervivencia infantil. De hecho, el incremento de la mortalidad en los niños con F equivalente al esperado en los hijos de primos (0,0625), fue del 8,4%. Aunque no llega a la mitad del calculado en los reyes españoles, es en principio tan elevado como para reservar al linaje austríaco un destino similar al español.

Sin embargo, a diferencia de lo ocurrido en el linaje español, el aumento de mortalidad asociado a la consanguinidad no abocó a la rama austríaca a la extinción. Las causas de la «suerte austríaca» se hallan no solo en la estocasticidad asociada al modo de herencia mendeliano, que ilustran por ejemplo la muy diferente condición de Carlos II y de su hermana Margarita Teresa o la temprana muerte de José Fernando, cuyo valor de F era casi cero, mucho más bajo que el de su madre, sino además en contingencias históricas.

Recordemos que, en la rama española, el rey Felipe IV llegó a tener cuatro hijos con Isabel de Francia. Aunque el coeficiente de consanguinidad de los niños era solo del 5%, no llegaron a la edad adulta más que dos: Baltasar Carlos, quien gozó en general de buena salud, pero murió a los 16 años tras contraer una infección, y María Teresa, quien llegará a ser la reina consorte de Francia como esposa de Luis XIV. La muerte del príncipe dos años después de que lo hiciera su madre, Isabel, como resultado de un aborto, obligó al rey a casarse otra vez, en este caso con su sobrina Mariana, con la que tuvo seis hijos de los cuales solo sobrevivieron Carlos II y Margarita Teresa.

Análogamente, en la línea austríaca, Leopoldo I protagonizará un matrimonio muy consanguíneo al casarse con su sobrina, precisamente Margarita Teresa. Su muerte al dar a luz a una niña que también muere en el parto empujó al emperador a un segundo matrimonio para buscar heredero, al tiempo que conocía la incapacidad para engendrar que tenía el otro varón de la dinastía, Carlos II, el cual no decretará hasta 1696 que será su sobrino nieto José Fernando el heredero de la monarquía. La mujer escogida fue su prima Claudia Felicidad del Tirol, con la que tuvo dos hijas, cuyo coeficiente F era elevado, casi del 12%. Ninguna de ellas llegó a la edad adulta. Pero esta esposa morirá a los 22 años.

Fruto de un tercer matrimonio de Leopoldo con un pariente lejano, Leonor de Neoburgo, hermana de la segunda esposa de Carlos II, fueron nada menos que diez hijos, dos de los cuales llegarán a ser emperadores, José I y Carlos VI, asegurando de este modo la continuidad del linaje. Su grado de consanguinidad era del 5,7%. El menor había sido educado por los jesuitas para reinar en España a la muerte de su tío y, de hecho, la corte de Viena llegó a proclamarlo rey de España con el título de Carlos III. Sin embargo, era tan biznieto de un rey español como lo era Felipe de Anjou; de Felipe III, en el caso del archiduque Carlos, y de Felipe IV en el del Borbón. La disputa por el trono se resolverá con la mencionada Guerra de Sucesión española, dando lugar al reinado de Felipe V.

Los matrimonios del emperador Leopoldo I, en contraste con los del rey Felipe IV, implicaron un descenso progresivo del grado de consanguinidad en la progenie. El coeficiente de consanguinidad del príncipe Baltasar Carlos, por ejemplo, era algo inferior al de Carlos VI, pero quiso la fortuna que este, al contrario que el español, muriera tras dejar descendencia, al parecer por el consumo de setas venenosas. Además, la segunda esposa de Felipe IV murió de cáncer de pecho 31 años después del fallecimiento de su marido, mientras que Claudia Felicidad lo hizo cuando Leopoldo I tenía 36 años, en plena búsqueda, casi frenética, de un heredero. Como se hace con un tumor, a Claudia Felicidad le extirparon el corazón, actualmente conservado en la Cripta imperial de Viena.

La herencia en el corazón del imperio

Cuando el emperador Carlos VII, uno de los hijos del segundo matrimonio del Elector Maximiliano II Emmanuel, murió en 1745, le sucedió en el trono imperial el esposo de María Teresa de Austria, el duque de Lorena. La dinastía se conocerá desde entonces como Habsburgo-Lorena. La emperatriz se vio inmersa en un largo conflicto con el reino de Prusia debido a la anexión por esta de la rica provincia de Silesia. Aunque nunca la recuperó, conservó una pequeña región en la que vivía la familia Mendel, región que pasó a formar parte de Moravia desde el punto de vista administrativo.

La competencia con Prusia sirvió de estímulo para que María Teresa y especialmente su hijo y sucesor José II, modernizaran la administración del Imperio de acuerdo con principios ilustrados de racionalización y máxima eficiencia, lo que exigía la centralización del poder territorial, sustrayéndolo de obsoletas instituciones de origen feudal que afectaban tanto a la nobleza como a la Iglesia. Entre las reformas josefinas se contaban algunas específicamente ideadas para aumentar el acceso a la educación; la modernización de la agricultura y de la mejora animal; el estudio de las ciencias naturales; y la obligación de los monasterios de contribuir a la economía del Imperio mediante el desarrollo de programas de investigación.

Desde 1810 hasta la década de los 30, Moravia fue célebre por la producción y mejora de plantas y animales mediante procedimientos sistemáticos, especialmente de ganado ovino. Los Habsburgo habían introducido en la región la cotizada raza merina, hábilmente conformada por los ganaderos españoles mediante cruzamientos con variedades autóctonas desde el siglo XIV hasta hacer de ella la mejor de las razas para la producción de lana. Durante siglos, España ostentó el monopolio de este importantísimo recurso natural, ya que sacar ejemplares del país estaba tipificado como delito grave. La importación de merinos por otros países no se produjo hasta prácticamente principios del siglo XVIII.

Uno de los primeros criadores de ovejas en la región de Moravia fue el barón Geisslern, quien comenzó a aplicar los métodos de selección que había aprendido en Inglaterra de Robert Bakewell. Este había desarrollado la raza de ovejas conocida como Dishley Leicester mediante la ejecución de una serie de cruzamientos muy consanguíneos. En realidad, el papel que jugó Geisslern en su fértil relación con Bakewell se pareció más al de un espía al servicio de su majestad, que sepamos con licencia para matar nada más que ovejas, que el de un discípulo leal, puesto que el afamado criador mantenía sus métodos en el más estricto secreto.

Otro importante promotor de la industria textil en la región de Moravia, el conde Hugo Salm, siguió una estrategia diferente, la misma que durante siglos reportó a los Habsburgo grandes beneficios. Después de entrevistarse con el presidente de la Sociedad Real, Joseph Banks, en relación con la reproducción selectiva de merinos en el Reino de Gran Bretaña, decidió fortalecer su conexión con la revolución industrial entablando amistad con un irlandés afincado en Brno y casándose con una mujer escocesa que, sospechamos, no destacaba por su belleza. Desposado tan noblemente con la ciencia, el conde fundó en 1811 junto a Christian Carl André, otro investigador liberal interesado en la reproducción, la Sociedad Real e Imperial de Silesia y Moravia para el fomento de la Agricultura, las ciencias naturales y el saber acerca del país, que pronto pasará a denominarse simplemente «Sociedad de Agricultura», aunque tendrá entre sus principales objetivos el potenciar el desarrollo económico de la región mejorando la producción de lana con métodos científicos. Siendo apenas un adolescente, el hijo mayor de Christian, Rudolph André, aprendió de Gesslern la

metodología para generar y perfeccionar las razas de ganado ovino basada en la selección artificial y la realización de
cruces consanguíneos observada en Inglaterra.

Una sección independiente de la Sociedad de Agricultura tomará forma en 1814 en Brno, siendo pronto conocida como la «Sociedad de Criadores de Ovejas», probablemente la primera asociación científica de mejora animal
de la historia.

El papel de la consanguinidad en la mejora del ganado
ovino era un tema cada vez más discutido en el seno de la
Sociedad. Uno de sus miembros, Bernhard Petri, sostenía,
en consonancia con una idea por entonces extendida, que
las particulares características de la oveja merina se debían
a las condiciones climáticas de España. Sin embargo, tras
su visita al país afirmó que los españoles practicaban la
consanguinidad selectiva, al igual que se hacía en Inglaterra con otras razas, y que este tipo de estrategias posibili-
taban la fijación en el linaje de rasgos de interés como la
cantidad o el grosor de la lana que producía un individuo.
Que los cruzamientos entre individuos parecidos por estar
estrechamente emparentados contribuyesen a la estabilización a lo largo del linaje de rasgos que tenían en común,
los cuales terminaban por definir a la raza, sugería que,
además del clima o la participación de otros factores ambientales, era importante la «semilla» o «forma racial», lo
que hoy denominaríamos su constitución genética.

Estas ideas parecían contradecir al gran Buffon, quien,
a finales del siglo XVIII, había subrayado la importancia de
evitar la consanguinidad en la mejora de animales domés-
ticos. Aunque esta era factible mediante el mestizaje por-

que modificaba, al menos hasta cierto punto, la naturaleza interior de la raza, los cruces frecuentes entre parientes cercanos terminarían por causar, en opinión de Buffon, su degeneración.

De ovejas y hombres

Como muchos otros criadores moravos, Johann Petersburg, administrador de la granja de ovejas perteneciente al arzobispado de Olomouc, estaba en desacuerdo con Buffon. Según su experiencia, los cruzamientos consanguíneos eran útiles si se sabía escoger los individuos apropiados, aunque Petersburg reconoció que la consanguinidad es un «enigma» porque sus consecuencias son difíciles de predecir. Al igual que otros, había observado la aparición esporádica de «monstruos», ejemplares de ovejas con hidrocefalia o severas anomalías orofaciales como un paladar hendido, por ejemplo, producto de la reiteración de cruzamientos muy consanguíneos, individuos que eran desechados en esa estrategia de fijación de rasgos conducente a la formación de una raza mejorada.

En 1801, el archiduque José Antonio de Austria inauguró en Keszthely, Hungría, el primer instituto de Europa continental dedicado a la investigación en ciencias agropecuarias. Fue fundado por un joven noble, György Festetics. Su hermano, Imre, no tardó en criar allí ovejas de origen español para aumentar el desarrollo de caracteres productivos. Las conclusiones de su experiencia de mejora, basada en la realización de cruces consanguíneos y la ocasional hibridación entre linajes diferentes, fueron publicados por primera vez en 1815.

Imre Festetics admitía, como la mayor parte de los investigadores de la época, que la forma de la descendencia depende del entorno en el que se desarrolla, pero también de su constitución interna. Al igual que los mejoradores e investigadores de Moravia, defendía el papel de la consanguinidad en la formación de nuevas razas, a la vez que era consciente de que la sucesión de cruces muy consanguíneos causaba en ocasiones individuos extremadamente débiles, principio generalmente conocido como la «ley fisiológica de la naturaleza». Para que la estrategia por consanguinidad tuviera éxito en la estabilización de los rasgos de interés y, por tanto, en la «pureza» o perfeccionamiento de la raza, era crucial la escrupulosa selección de los animales, de modo que el diseño prudente de los cruces fuera generando un linaje progresivamente mejor equipado con tales rasgos.

Festetics constató la tradicional observación del «salto» de generación por parte de algunos rasgos; que incluso en el caso de que ambos progenitores consanguíneos fuesen sanos, su progenie podía dar lugar a un individuo débil, lo que en su opinión significaba que los caracteres deseados no se habían expresado en los padres con la suficiente robustez. Para incrementarla, era necesario insistir en cruzar los individuos emparentados más sanos, a pesar del riesgo de degeneración, ya que se pensaba que compartían la misma constitución.

Sin embargo, eran muchos los que creían que la posibilidad de deterioro orgánico que comportaba la consanguinidad no se aplicaba de igual modo a la especie humana porque esta logra imponerse a la tendencia natural con su extraordinario intelecto: «la naturaleza no produce debilidad mediante la consanguinidad en nuestra vida civilizada» afirma Festetics en 1819. De acuerdo con el investigador Péter Poczai, una educación «libre de prejuicios» permitiría la creación de un ambiente tan favorable como para contrarrestar la ley de la naturaleza a través, por ejemplo, de la elección racional de la pareja o la procuración de lo mejor gracias al «amor maternal», dice Festetics.

Con todo, André advierte de los riesgos de la consanguinidad humana poniendo como ejemplo a las dinastías reales, sin duda tiene en mente a los Habsburgo, cuando señala que el notable «aire de familia» que las caracteriza nunca se buscó en beneficio de la descendencia o la pureza del linaje, de ahí que no pueda obviarse la alta probabilidad de debilitamiento.

Carl André conoció a Johann Nestler en 1806, mientras este era estudiante en la Universidad de Olomouc. Nestler llegará a ser profesor allí gracias al apoyo de su amigo. En Viena había realizado investigaciones sobre la reproducción de las ovejas, colaborando con el abad del monasterio de Santo Tomás en la ciudad de Brno, Franz Napp. Ambos autores estaban convencidos de que era posible doblegar aquello que Festetics había denominado la «fuerza genética» o incluso las «leyes genéticas» de la naturaleza, como ha desvelado Poczai.

Estrecho colaborador de los dos miembros de la Sociedad, Nestler y Napp, fue el también profesor en Olomouc, František Diebl, quien acostumbraba a acudir al monasterio de Brno para impartir clases sobre la producción de variedades de plantas mediante polinización artificial, clases a las que asistía con interés un joven fraile, Johann Mendel, quien en 1843 adoptará el nombre de Gregor al formar parte de la Orden de San Agustín en aquel monasterio dirigido por Napp.

El mito de Mendel

A raíz de la temprana muerte de Nestler en 1841, las actividades de mejora del ganado ovino que se realizaban en el monasterio habían derivado hacia el estudio de las plantas, sobre todo guisantes y habas, los modelos preferidos por Diebl. En 1846, Mendel se graduó en Agricultura práctica, centrada en las clases que este impartía en Olomouc.

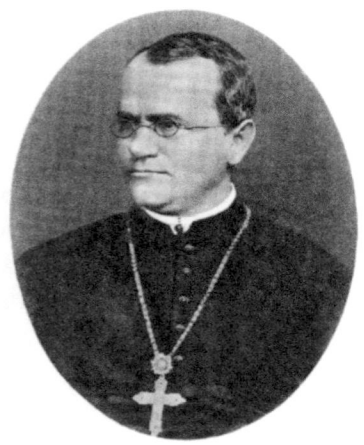

Foto de Gregor Mendel

Mendel había nacido en 1822 en el seno de una humilde familia de campesinos que vivían en una pequeña villa, Heinzendorf, localizada en aquella región morava entonces en plena transformación. Pudo continuar sus estudios universitarios gracias a su ingreso en el monasterio. En 1850, Napp lo envió a la universidad de Viena. Durante tres años se verá influido sobre todo por el matemático y físico Christian Doppler, que era experto en teoría de probabilidad, y el botánico Franz Unger, quien aceptaba la posibilidad de transformación de unas especies en otras. Entre 1857 y 1863 llevó a cabo en el monasterio los experimentos que conducirán a la formulación de las leyes de la herencia en 1900. Falleció en 1884 sin amargura, convencido de que su trabajo no aportaba el fundamento de la genética de todas las especies, ignorante de que revolucionará la biología.

La imagen de Mendel como un genio solitario e incomprendido por sus contemporáneos es un mito que, como ha subrayado su biógrafo Viteslav Orel, no tiene en cuenta los antecedentes sobre hibridación que influyeron en él, el rico contexto de mejora animal y vegetal en el que se desarrolló su actividad científica, ni tampoco sus motivaciones.

Realizó miles de cruzamientos entre variedades de guisantes con el fin de, como él mismo escribió, «seguir el desarrollo de los híbridos» a lo largo de las generaciones. Confluyen en él dos tradiciones basadas en la hibridación. Por un lado, la linneana, dedicada a la comprobación experimental de la formación de nuevas especies por hibridación, representada por el trabajo que Kölreuter y von Gärtner llevaron a cabo a finales del siglo XVIII y principios del XIX. Este trabajo demostraba que los híbridos son a menudo estériles, pero cuando son fértiles suelen tener una descendencia más fuerte que las formas parentales. El vigor híbrido, bien conocido por los mejoradores de plantas, es exactamente el fenómeno contrario a la depresión consanguínea. Aunque la fertilidad de la progenie solía estar reducida, aumentaba si los híbridos se cruzaban con alguna de las formas parentales, lo que llevó a ambos investigadores a concluir que los primeros tienen una tendencia natural a revertir a cualquiera de ellas.

Por otro lado, Mendel sigue la antigua tradición de los mejoradores de ovejas y guisantes, dos especies domesticadas por primera vez en Oriente Próximo hacia el 8.500 a. C. Al menos en el primer caso, su presencia en Moravia está en gran parte relacionada con la estrecha relación que unía a los Habsburgo austríacos con España.

La mezcla de variedades animales y vegetales para observar y aprovechar las características de la descendencia es algo que se viene realizando de manera más o menos consciente desde el nacimiento de la agricultura hace más de 10.000 años, pero la mejora de los cultivos mediante la selección e hibridación de variedades, incluyendo el recurso a la consanguinidad, fue un proceso lento y en general poco eficiente hasta finales del siglo XVII debido sobre todo al desconocimiento de la polinización, aunque la reproducción sexual de ciertas plantas ya se conocía en el antiguo Egipto.

Puesto que la sexualidad de los animales es más evidente que la de las plantas es probable que la idea del híbrido haya nacido en relación con la vida animal. El término deriva del latín *hybrida,* que era como se llamaba a la descendencia de una cerda doméstica con un jabalí, pero quizás haya un nexo etimológico con la *hibris* griega, aquella pretensión humana de transgredir los límites impuestos por la divinidad. La existencia de especies separadas por barreras reproductivas era una idea coherente con su interpretación como clases naturales creadas por Dios, compartida por Linneo y la mayor parte de sus contemporáneos (aunque este admitirá la formación de nuevas especies por hibridación).

La alteración de las características esenciales de una especie mediante cruzamientos sistemáticos, «editando» un «mensaje» supuestamente contenido en el «libro de la vida», llevará hasta nuestros días el estigma de una acción *contra natura* reflejado, por ejemplo, en la controversia que despiertan hoy los organismos genéticamente modificados.

Aunque derivables de los resultados publicados en 1866, las reglas de la herencia no se definieron hasta 34 años más tarde, a raíz del equívocamente llamado «redescubrimiento» de la obra de Mendel. En este sentido, Mendel sufrió su propio eclipse, pero la idea de que su trabajo no ejerció sobre la comunidad científica el impacto que corresponde a su gran importancia porque fueron publicados en alemán en una «oscura» revista es algo que forma parte del mito.

La causa más probable del «eclipse» de Mendel, es la pobre concepción que había de la herencia a mediados del xix. No se había conceptualizado aún como transmisión de partículas determinantes de la morfología de los rasgos en la descendencia, independiente de su desarrollo embrionario. De hecho, ni siquiera está del todo claro que Mendel aludiese a elementos o factores de la herencia como algo distinto de los caracteres mismos. Sus *faktoren* eran en este sentido abstracciones.

En consonancia con la idea de que su motivación no fue construir una teoría de la herencia, aunque estaba implícita en su análisis, cabe señalar que Mendel permaneció al margen de la viva discusión sobre la herencia que protagonizaron durante la segunda mitad del siglo Spencer, Darwin, Galton, de Vries, su corresponsal von Nägeli, y Weismann.

Pequeño retrato con flor y chistera

Existe un retrato del joven Weismann a los cinco años, acompañado de su hermana menor Agatha, sosteniendo una planta con los dedos. A diferencia del que se hizo de Darwin cuando este tenía siete, también sujetando una flor y acompañado de una hermana menor, se trata de un dibujo sin color y la planta está separada de su sustrato, como parece más propio de un experimentalista que de un naturalista (también Mendel fue retratado con una planta arrancada en la mano, una imagen que se muestra a menudo aislada, recortada de lo que es en realidad una fotografía de grupo, subrayando con ello el mito de Mendel como un genio solitario), ni hay señal alguna de que pudiera tratarse de una orquídea.

Cuando Darwin publica *La fecundación de las orquídeas* en 1862 Weismann tiene 28 años y no sabe si se dedicará a la biología. Ese año acepta un trabajo como médico personal del archiduque Esteban de Austria, quien había sido uno de los perjudicados por el fracaso de la revolución de 1848 en Viena.

Tras los convulsos acontecimientos, Esteban, que había sido nombrado gobernador de Bohemia por el emperador Fernando I, aspiraba a reinar en su tierra natal, Hungría, de ahí que, con la caída del movimiento anti-Habsburgo, fuese declarado *persona non grata* por el Imperio. Aunque en solo unos meses dejará al archiduque, Weismann lo juzgó de modo muy diferente, de persona afable y abierta, aunque más interesada en la caza que en «la conversación intelectual».

El bibliotecario del archiduque le recomendó que no se marchara sin antes haber leído *El origen de las especies*. Tras leer el ejemplar conservado en la biblioteca ducal decidió dejar la medicina para hacerse científico. Se convertirá, en opinión de Ernst Mayr, en «uno de los más grandes biólogos de todos los tiempos». Su teoría acerca del plasma germinal influirá sobremanera en la interpretación molecular del mendelismo que se llevará a cabo en la segunda mitad del siglo xx.

Fernando I era hijo de primos hermanos dobles, los abuelos paternos de su padre eran los abuelos maternos de la esposa de este y viceversa. Vivió hasta los 82 años, aunque se ha especulado con que su alto grado de consanguinidad pudiera tener relación con sus frecuentes ataques de epilepsia, hasta 20 convulsiones al día. Dado que no tuvo hijos, y su hermano, que era de constitución débil, fue considerado no apto para reinar, a raíz de los sucesos de 1848 se vio obligado a abdicar en su sobrino.

Existe una fotografía tomada en aquellos años 60 que vieron el germen de la formulación de las leyes de la herencia a principios del siglo xx, en la que se aprecia a un anciano Fernando I sentado junto a una chistera tan grande que habría podido ocultar una gallina, colocada al revés, boca arriba, sobre una pequeña mesa situada a su izquierda; con la mirada perdida, presenta la boca un labio inferior engrosado y dado la vuelta, el viejo sello de los Habsburgo.

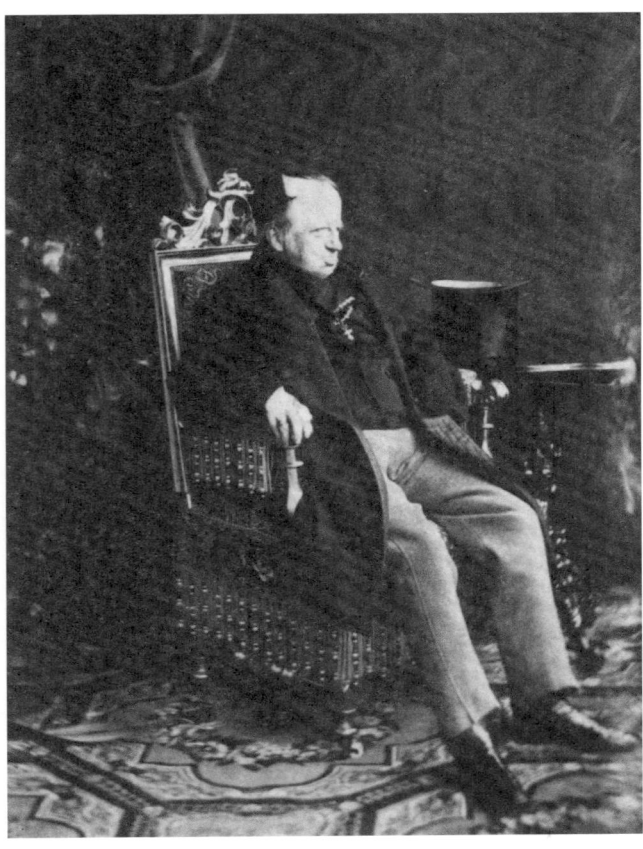

Foto de Fernando I de Austria

Sissi y el viejo emperador

Francisco José se convertirá en un emperador reacio a las innovaciones tecnológicas. Tradicional y conservador, aceptó de buen grado el sofisticado ceremonial de la corte española introducido por el emperador Carlos VI, sobrino de Carlos II. Cuenta la leyenda que en su lecho de muerte Francisco José reprendió al médico que con toda urgencia había acudido para asistirle diciéndole: «vuelva a casa y vístase correctamente».

Fue su madre quien concertó su matrimonio con su prima hermana Isabel de Baviera, apodada Sissi. La boda se celebró un poco antes de que Mendel iniciase sus experimentos en 1854. Como la textura lisa o rugosa de la semilla del guisante, la rebeldía de Sissi y la rígida etiqueta impuesta por su esposo el emperador, habitualmente vestido de uniforme militar bien planchado y abotonado hasta el cuello, son cualidades legendarias.

Sissi nunca se recobró de la muerte de su único hijo, el príncipe heredero Rodolfo. Después de guardar luto durante casi una década, ocultando el rostro tras un velo, fue asesinada en 1898 por un anarquista cuando paseaba cerca del lago Lemán en Ginebra.

La primera intención del descerebrado fue atentar contra cierto príncipe francés que, muy descortés, faltó a su encuentro con el fanatismo, pero el resentimiento le condujo a matar como corre una gallina recién decapitada o riega el césped un aspersor giratorio, repartiendo a diestro y siniestro.

Atravesó el corazón de la princesa con un fino estilete. Para sorpresa de su atacante, la princesa se irguió y se marchó por su propio pie. No se sabe quién de los dos estaba más pálido. Llegó a tiempo para embarcar de regreso a casa. Ya a bordo se desmayó, pero recobró la consciencia y habló con su dama de compañía, esta le aflojó el estrecho corsé para facilitarle la respiración. Fue entonces cuando expiró.

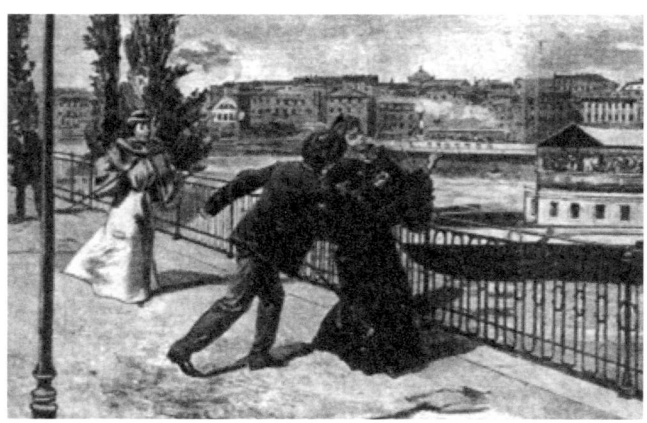

Litografía del asesinato de Isabel de Baviera

La sorprendente resistencia de Sissi se debió a que su abdomen estaba fuertemente apretado por la prenda, lo que explicaba que en su torso hubiera sangre como para retrasar los efectos de un shock cardiogénico. Pero la sangre en las proximidades del corazón fluyó hacia el resto del cuerpo cuando se le desabrochó el corsé, impidiendo que pudiera llenarse lo suficiente con otro latido. Al contrario de lo ocurrido con Claudia Felicidad, su corazón no se dispuso en un cáliz de plata para su conservación, como era tradición en los Habsburgo, sino que se enterró encerrado en su caja torácica.

Francófilo y anticlerical, admirador de Descartes y Voltaire, el príncipe Rodolfo tenía una relación difícil con su padre, que se deterioró todavía más tras pretender la nulidad de su infeliz matrimonio. Como ocurrió con su tío abuelo, se ha especulado con que la fragilidad mental de Rodolfo tuviese relación la consanguinidad, pero no hay evidencia de ello. Se suicidó de un disparo en la cabeza tras acabar con su amante.

Con independencia de si Rodolfo estaba o no enfermo, afirma el historiador William Johnston que «los vieneses subrayaron el lado pasional del infausto suceso. Como si la vida pública fuera una opereta, prefirieron pensar que había muerto por una mujer y no por sus convicciones». Aunque sus implicaciones políticas eran tan importantes como para despertar sospechas, su impacto emocional fue de tal calibre que la tasa de suicidios cometidos en el Imperio durante aquel año de 1889 aumentó significativamente con respecto al anterior.

El supuesto heredero al trono imperial, Francisco Fernando, sobrino de Francisco José, tampoco era del agrado de su tío. En palabras de Stefan Zweig: «el viejo emperador lo odiaba de todo corazón», incluso siendo tan pulcro en el vestir como para llevar cosida la casaca durante los desfiles con el fin de lograr la completa inmovilidad del uniforme. Parecía la antigua armadura negra de Carlos V, la misma con la que Tiziano había vestido a su hijo, simbolizando la fortaleza del linaje Habsburgo. El emperador accedió finalmente a que su sobrino contrajese matrimonio morganático con la dama de compañía de una archiduquesa, lo que significa que desposaba a una mujer cuya clase social era demasiado baja para formar parte de la dinastía. Según la rígida ley de los Habsburgo, la mujer solo habría podido engendrar a un heredero en caso de pertenecer a una dinastía real, ya que solo así se garantizaba la suficiente nobleza de sangre que era preciso conservar en el seno de la familia.

Por esa obsesión consanguínea, Leopold Pötsch tildaba de degenerada a la casa de los Habsburgo. En sus clases de historia afirmaba que era absurdo profesarle lealtad, abogando por un nacionalismo enraizado en la sangre del pueblo. Esas clases dejarán huella (de bota) en Adolf Hitler. El padre de este, Alois, vestido como siempre de impecable uniforme, se habría casado con su sobrina (o bien un pariente más lejano, pues se cree que era hijo ilegítimo), Klara Pözl, con quien tuvo seis hijos, de los cuales solo dos llegaron a adultos. Roald Dahl relata en uno de sus cuentos la ansiedad de Klara cuando nació Adolf tras sufrir la terrible experiencia de perder de modo sucesivo a tres hijos anteriores cuando todavía eran bebés; y sus fervorosas oraciones por la supervivencia del pequeño Adolf.

El archiduque y su esposa fueron asesinados en Sarajevo en 1914. Nadie fue capaz de contener la hemorragia que el balazo causó en el heredero. Que llevase el cuerpo tan perfectamente ceñido por el uniforme como el corsé de una princesa tal vez dificultó la intervención eficaz. La historia del Imperio de los Habsburgo llega con este suceso a su mortífero final.

EL ROSTRO DE LA CONSANGUINIDAD

El incremento relativo de genes en homocigosis asociado a la consanguinidad se distribuye al azar por el genoma del individuo que desciende de una unión entre parientes. Este podría haber heredado de sus padres los mismos alelos recesivos implicados en enfermedades mendelianas raras causadas por la disminución o pérdida de una función génica particular que se presentan con cada generación. Asimismo, podrían verse afectados caracteres con base genética compleja, mucho más frecuentes, los cuales varían entre individuos en una población por efecto de múltiples genes, además del entorno.

La supervivencia hasta la edad reproductiva y la fertilidad son rasgos complejos que, como hemos visto en la familia Habsburgo y el linaje Darwin-Wedgwood, son sensibles al aumento relativo de homocigosis que implica la consanguinidad porque se ven afectados por la presencia de alelos recesivos, presumiblemente en cientos de genes distribuidos por todo el genoma, algunos de ellos perjudiciales.

De la dificultad de tratar con los complejos

En aquellas poblaciones donde son comunes las uniones entre parientes aumenta la probabilidad de que se produzcan uniones entre portadores de los mismos alelos deletéreos y, por consiguiente, que su progenie sea homocigota para tales alelos recesivos. Cualquier rasgo afectado por múltiples *loci* para los cuales haya alelos recesivos deletéreos podría reflejar depresión consanguínea.

En el caso de la mortalidad pre-reproductiva, se ha estimado un exceso medio de muertes en torno al 4% en la progenie de una unión entre primos comparado con la de una unión no consanguínea. A pesar de lo que hemos detectado en la familia Darwin-Wedgwood, los efectos en la fertilidad del individuo consanguíneo son en general más controvertidos.

La evaluación del efecto de la consanguinidad en la fertilidad es más difícil que en la supervivencia debido a la complicación que supone la formación de parejas. La comparación del número de hijos entre familias consanguíneas y no consanguíneas es en este caso estéril, ya que no se espera un efecto del parentesco en sí, sino una asociación con el valor esperado de F del padre y/o de la madre. Cuando los estudios comparativos están bien hechos y se detecta la asociación, a menudo se ve afectado solo uno de los progenitores.

Algunos estudios han demostrado que el grado de homocigosis en loci implicados en la formación del espermatozoide está correlacionada con una mayor incidencia de malformaciones en el gameto. En comparación con la gametogénesis masculina, la producción del óvulo está mejor controlada por el organismo y no prevalece la cantidad sobre la calidad.

Debido a su diferente fisiología, ambos sexos (se precisan dos para dar lugar al cigoto, otra de esas obviedades que pasa hoy desapercibida), invierten de manera distinta en el proceso reproductivo. Si la formación del óvulo y la gestación son procesos evolutivamente costosos, pero la del renacuajo de inquieta colita es apresurada, no es extraño que los problemas de fertilidad suelan afectar al Don Juan. Tratar con los complejos nunca ha sido fácil porque la biología y la cultura están entreveradas.

Otra muestra de la dificultad de la investigación en la especie humana de los posibles efectos del aumento relativo de la homocigosis que sufre la progenie consanguínea sobre su fertilidad, medida como el número de descendientes, es que tener hijos responde a una decisión personal. De hecho, en ocasiones no se detecta un efecto del valor de F de la madre sobre el número de sus hijos debido a que se encuentra tan exigida en este sentido que su esfuerzo por quedarse embarazada termina por dar frutos y compensar la limitación. Por ejemplo, en muchas dinastías reales las reinas estuvieron sometidas a una enorme presión por engendrar. En algunas cortes como la española la mujer del rey no tenía el estatus de reina hasta que daba a luz al heredero. En estos casos, a menudo no se observa una disminución en el número de hijos en las mujeres más consanguíneas, pero el efecto se manifiesta como un incremento del periodo entre embarazos.

En un estudio genómico de cientos de miles de individuos liderado por el genetista James Wilson se investigó la posible depresión consanguínea en 16 rasgos complejos de interés biomédico. A partir del número y tamaño de los ROH se calculó F para cada individuo y se determinó si la consanguinidad está asociada a la variación en tales rasgos.

Los resultados revelaron que los individuos con un grado de homocigosis genómica equivalente al de los hijos de primos presentan, en comparación con la progenie de una relación no consanguínea, una reducción promedio en su estatura de 1,2 cm. Esta diferencia fue estadísticamente significativa, incluso siendo compensable con un peinado bien estudiado. Asimismo, hubo efecto significativo en la función pulmonar y en la capacidad cognitiva.

Otros estudios muestran que la consanguinidad aumenta la vulnerabilidad frente a la tuberculosis y la hepatitis, entre otras enfermedades infecciosas. En múltiples localidades de las islas dálmatas en Croacia Igor Rudan y colaboradores han estimado que entre el 23% y el 48% de la incidencia de enfermedad de las coronarias, ictus, esquizofrenia, trastorno depresivo, epilepsia, gota, úlcera gástrica, cáncer y asma está relacionada con el valor esperado de F calculado a partir de la información genealógica.

Son múltiples y variados los rasgos que pueden verse afectados por alelos deletéreos recesivos, rasgos sensibles al incremento de la homocigosis, aunque la magnitud del efecto puede también variar mucho. Además de los arriba mencionados, destacan defectos congénitos como malformaciones implicadas en la sordera, problemas cardíacos, hendiduras orofaciales, anomalías dentales y otros desajustes estructurales responsables de la mala alineación de los dientes y el encaje defectuoso de las piezas superiores con las inferiores, fenómeno conocido como maloclusión. Pero, antes de referirnos a la deformidad en un rasgo tan complejo como la cara permítasenos ir con calma.

Vísteme despacio que tengo prisa

La diversidad de formas, colores y aromas de las flores se debe a su coevolución con polinizadores: insectos, pequeños mamíferos, reptiles e incluso algún pez. Los ecologistas han advertido de una extinción silenciosa de muchas plantas con flores debida al declive de polinizadores. A la llamada ha respondido una horda incapaz de distinguir entre una abeja y una mosca cernícalo convencidos de la salvación del planeta salvando al himenóptero.

En sus pancartas puede leerse una afirmación apócrifamente atribuida a Einstein, según la cual el planeta no duraría más de cuatro días sin abejas. En consonancia con la falaz identificación de las abejas y la polinización, muchos apicultores de los Estados Unidos alquilan sus colmenas para una intervención eficaz y orgánica, dígase si se prefiere *bio* o chic (el biochip es otra cosa). Los almendros de California, por ejemplo, son periódicamente invadidos por millones de obreras movidas por una dulce esperanza.

Sin embargo, lejos de solucionar el problema la apicultura intensiva lo agrava porque el ejército invasor desplaza a otros polinizadores que difieren en su comportamiento, para los cuales están las plantas diferencialmente adaptadas por selección. La abeja transporta mucha cantidad de polen de unas flores a otras de forma tan frenética que a menudo visita todas las flores del mismo individuo, pero su eficacia como polinizador depende también de la planta.

De hecho, este comportamiento aumenta la consanguinidad en aquellas especies acostumbradas a un agente más parsimonioso. Se cree que la morfología deforme de las fresas resulta de depresión consanguínea causada por el efecto polinizador de una especie inapropiada.

El fenómeno nos recuerda a la organización de cierto comercio en el aeropuerto de Copenhague, en ese en el que es preciso ponerse en una fila para elegir el producto, en otra para pagarlo y coger el recibo que se mostrará a un tercero para al fin adquirirlo, no sin antes alinearse en la fila debida. Más vale no protestar como Lutero o correremos el riesgo de perder el paso en este baile, precipitándonos irremediablemente en un bucle infinito. Las soluciones cuasi perfectas sobre el papel implican muchas veces la pérdida de eficacia en la práctica debido a la ausencia de la flexibilidad en el sistema que comporta cierta dosis de caos. Ignorar que la planificación funciona solo hasta cierto punto, que no es posible bregar con lo real sin mancharse las manos, es confundir el mapa con el territorio.

Análogamente, enjambres de turistas visitan las flores de la civilización en verano para obtener un registro fotográfico de su presencia y colocar sobre un mapa pegado a la pared señales como abejas de colores. Incapaces de vivir la experiencia del lugar, vuelan de flor en flor sin la pausa que exige todo aprendizaje. Como aconseja cierta compañía aérea en estos días: «no dediques el *Black Friday* a comprar cosas que no necesitas, dedícalo a coleccionar destinos». La contradicción recuerda al eslogan de aquel anuncio de relojes pronunciado por un as de la velocidad: «no es lo que tengo, es lo que soy». La lectura voraz sobre la pantalla electrónica; el hablar con la boca llena, sin dedicarle apenas tiempo a la masticación por repetitiva; y ponerse a hacer antes de imitar a los que saben («en el principio era la acción», dice el moderno) son otras actividades en las que la búsqueda de la efectividad arrasa con la conveniencia.

Regurgitan un monólogo en el que todas las frases comienzan por «yo», cuando no lo hacen por «no», una estéril autofecundación en su afán por fijar la presencia de sí mismos con exótico telón de fondo, porque a través de su objetivo no ven más allá de su rostro consanguíneo atrapado en la red social.

No, no, no (Amy Winehouse *dixit*)

La Real Academia incluye en su diccionario dos significados para *heredabilidad*, uno común, esto es, la cualidad de heredable, y otro científico: «la medida de la importancia de los factores genéticos en la variación de una característica biológica». Es importante tener presente que la variación a la que se refiere esta definición está en el seno de una población y no en un individuo particular. Confundir ambos significados es un error. La heredabilidad en su sentido científico no cuantifica la cualidad de heredable, el grado en que se hereda el rasgo, aunque informe del parecido entre padres e hijos.

El esquema anatómico básico de los tetrápodos, por ejemplo, caracterizado por la presencia de dos miembros anteriores y dos posteriores, es robusto en el sentido de desarrollarse a pesar del efecto ambiental, es decir, es altamente heredable en ese sentido vulgar, y es evidente que está bajo fuerte influencia genética, pero en poblaciones humanas tener brazos y piernas es una característica con heredabilidad en ese sentido científico casi nula porque la variación al respecto suele deberse a razones no genéticas como amputaciones accidentales o malformaciones causadas por la exposición fetal a agentes teratogénicos.

Genético y heredable son adjetivos relativos a ideas distintas. No todo lo genético se hereda y no solo lo hacen los genes. La mayoría de los casos del síndrome de Down se deben a la formación de gametos que portan dos cromosomas 21 en lugar de solo uno, pero esta mutación no se hereda de la generación previa, sino que se produce durante la gametogénesis que antecede a la concepción.

Por otro lado, gran parte del ambiente también se hereda, lo cual es crucial para la reproducción del rasgo porque el organismo en crecimiento va utilizando recursos genéticos y ambientales para su formación. Este proceso no ocurre siguiendo un plan prefigurado o en respuesta a instrucciones codificadas en el genoma, desde luego no hay allí un plan descriptivo, tampoco está dirigido por el núcleo celular, que no es ningún centro de control, sino una fuente de recursos.

El desarrollo del organismo no se reduce a la expresión del «mensaje» genético; la «lectura» del «libro de la vida»; la manifestación de una esencia codificada, de una verdad oculta, secreto escrito a fuego como un carácter o sello solo revelado por secuenciación. No hay programación orgánica en una suerte de «*core*» o disco duro.

El organismo no es computable según un código binario de unos y ceros, blanco o negro, todo o nada, activación e inactivación de los genes en un proceder fanático según lo planeado en el dorado círculo celular. Lo propio de la regulación génica es la detección de una pluralidad de matices con la sensibilidad de un artista, algo en las antípodas de la célula terrorista.

La «información» necesaria para la «construcción» del organismo no se halla íntegramente en el genoma; se va gestando en el mismo proceso de desarrollo definido precisamente como la compleja interacción de causas genéticas y no genéticas.

Esto es válido para todo tipo de rasgo, desde un grupo sanguíneo hasta el comportamiento; desde la enfermedad monogénica hasta la intoxicación etílica. ¡Qué importante es saber decir «no» para la vida!, pero, por más que indignados nos plantemos diciendo «no, no, no», lo que resiste es la dictadura del gen dictador.

¡Atención!, vienen curvas

Aunque los genes no impongan ni dicten nada, ni siquiera la «escritura» de la proteína (y menos todavía determinen nuestro comportamiento), se trata de recursos indispensables para el desarrollo de todo tipo de rasgo, sea fisiológico, morfológico, comportamental o particularmente ligado al ciclo de vida como son la supervivencia, la fertilidad y la longevidad. Con todo, la pregunta sobre el peso relativo que tienen los genes en la conformación de cualquier rasgo de un individuo concreto carece de sentido.

Como hemos dicho, no hay rasgo que no resulte de un proceso de desarrollo en el que intervienen causas genéticas y ambientales no separables. La pregunta por la fracción de la estatura de Jebediah Morningside causada por su genoma, en contraposición a la debida a la nutrición u otros factores no genéticos, no es una pregunta sobre un problema soluble. Es una pregunta lógicamente absurda.

Supongamos que un motorista tarda dos minutos y medio en recorrer una vuelta en cierto circuito de carreras, ¿cuánto de este tiempo se debe al efecto del piloto y cuánto al de la moto? Es evidente que la marca se debe a la relación entre el hombre y la máquina. Análogamente, no es posible separar los efectos genéticos de los no genéticos, tales como la alimentación o el ejercicio físico, en el desarrollo de un rasgo cualquiera en un individuo particular, ya que el mismo proceso de desarrollo orgánico se define por su inextricable interacción.

Sin embargo, en un escenario simplificado como es un modelo teórico, se puede estimar la fracción de la variación entre individuos de cierta población atribuible a diferencias en sus genes, es decir, la heredabilidad del rasgo en aquel sentido técnico, así como el porcentaje atribuible a las diferencias en los ambientes en los cuales tales individuos se desarrollan; de igual modo que es posible evaluar el factor humano que explique las diferencias en el tiempo que se tarda en realizar una vuelta a dicho circuito de carreras, tomando nota de las marcas de un conjunto de pilotos que corren con la misma moto, así como tener una idea de la influencia de la máquina, comparando el resultado de un mismo piloto con motos diferentes. Pero este tipo de cálculo se refiere en todo caso a diferencias en una población y no a causas a nivel individual.

La heredabilidad biológica alude siempre a una población concreta en un momento particular en el que se halla expuesta a cierto rango de variación ambiental. Si se afirma que la heredabilidad de la estatura es del 80%, esto no significa que la mayor parte de la altura se deba a la herencia genética, ni siquiera que este carácter sea eminentemente genético, sino que, bajo ciertas asunciones, el 80% de las diferencias en altura observadas entre los individuos de esa población en ese momento son debidas a diferencias en sus genes.

Sobre tener mucho morro y otras animaladas

En comparación con otros animales, el rostro humano, además de ser lampiño (no se ofenda el barbudo), es especial por al menos dos razones: carece de algo característico de los mamíferos y posee algo que no tiene ningún otro, incluidos el resto de los homínidos. Por curioso o feo que sea el ejemplar, carecerá de hocico para husmear o escarbar, esa proyección de ambas maxilas, la superior y la inferior también llamada mandíbula; pero tendrá la misteriosa sínfisis mandibular, esa protuberancia algo hendida más conocida como mentón, que nadie sabe para qué sirve, si es que ha de servir para algo más que parecer arrogante o, en el caso de Kirk Douglas, encantador.

En su discurso de recepción en la Academia Nacional de Medicina en 1933, Florestán Aguilar alude a la obra de un miembro de la Academia de Medicina de Paris, publicada en 1905, donde se argumenta que la mandíbula deforme observada en varias dinastías reales tiene su causa en el ejercicio del poder y su transmisión por herencia a través de matrimonios consanguíneos, los cuales no vendrían más que a potenciar una deformidad que en esencia radica en la distinción de clases. La naturaleza castigaría a los orgullosos porque reacciona en contra de todo aquel que, «otorgando privilegios, pretende hacer desiguales a los que Dios hizo iguales». No es que el mentón nos haga parecer arrogantes, sino que sería la arrogancia la propia causa del mentón. *Voilà*!, misterio resuelto. ¿No fue Voltaire quien ironizó sobre la causa de la nariz viéndola en el perfecto apoyo para las gafas? A la hora de mirarse en el espejo, no hay razonamiento más impecable que el de un francés ilustrado.

La cara humana es un rasgo complejo que está bajo la influencia de múltiples efectos genéticos. El parecido facial entre padres e hijos ilustra bien su importancia. Algunos estudios sugieren que solo el desarrollo de la cabeza implica a casi la totalidad del genoma. Además, son muchos los genes que participan en el desarrollo de múltiples rasgos. Y es que el genoma, como hemos destacado, es un material «fluido» o reactivo a los requerimientos del desarrollo en íntima relación con el entorno.

Sin embargo, los efectos sobre el rostro no son homogéneos, difieren en magnitud y extensión, configurando una arquitectura genética modular. Cuando decimos que «tiene los ojos de su padre», solemos hacerlo con razón. Los elementos de la cara están correlacionados, ya sea porque se ven afectados por los mismos genes o bien se trata de genes distintos, pero que varían conjuntamente. Esta complejidad contribuye a explicar el parecido entre individuos y, paradójicamente, una variedad que no tiene parangón en el mundo animal.

El aire de familia que a veces observamos hasta en individuos no emparentados está relacionado, además de con dicha estructura modular, con su platónica percepción, pues vemos menos con los ojos que con el cerebro. Nuestra capacidad para reconocer, memorizar e incluso retratar las caras, sintetizando de modo intuitivo la información es, de hecho, extraordinaria.

Algunos genes tienen un efecto notable porque regulan la expresión de muchos otros, a menudo en respuesta a señales ambientales. Por ejemplo, los factores de crecimiento de fibroblastos FGFs y el gen SHH (*Sonic hedgehog*) están ambos implicados en el desarrollo de la cara y de las extremidades. El segundo favorece el crecimiento de los dedos a la vez que contribuye a la formación de caras más anchas con los ojos más separados, mientras que la reducción de su función conlleva caras más estrechas y pequeñas, además de dedos más cortos. Además, influyen en el grado de avance de las maxilas y en la formación del hocico de los mamíferos. Mutaciones que afectan a la ruta regulada por SHH están también involucradas en la separación incompleta de los hemisferios cerebrales, así como en el escaso desarrollo de la parte media de la cara humana.

Se han identificado mutaciones en cientos de genes relacionados con anormalidades craneofaciales, cuyo efecto se manifiesta además en las extremidades. Sin ir más lejos, una de ellas es la asociada al síndrome de Toulouse-Lautrec.

Sombrero, máscara, guantes, lápiz y papel

La relación entre el desarrollo del cerebro, la cara y las manos es muy interesante, ya que manos y caras forman parte de un sistema de comunicación gestual con una capacidad expresiva que probablemente ha evolucionado en conexión con el lenguaje. No pasó desapercibida a Darwin. En su obra *La variación de animales y plantas bajo domesticación* nos advierte de correlaciones entre malformaciones en el rostro y en las extremidades, llegando a especular sobre variaciones hereditarias que afectan a la vez a ambos rasgos. En *El origen del hombre*, destaca la importancia de la cara y de la mano en la evolución de la capacidad mental.

La herencia del ambiente juega también su papel en la reproducción de la forma, pero las especies son capaces de modificarlo hasta el punto de contribuir a definir las fuerzas evolutivas de las que serán objeto. Alteran su propio acervo genético sin haber aprendido biología molecular. Esto que suena a herejía es sobre todo importante en una especie como la nuestra con gran capacidad para construir el medio en el que se desarrolla, en buena medida de carácter simbólico a través del lenguaje.

Al principio, los mismos genes pueden implicarse en el desarrollo de formas distintas en respuesta a cambios en el ambiente inducidos por la especie. Más tarde, la selección podría operar estabilizando formas similares si hubiese variación genética heredable.

El cerebro representa un ejemplo destacado de esta clase de plasticidad. Según Joseph Heinrich, la extensión de la alfabetización producida durante los últimos siglos en el mundo desde Europa vino acompañada de cambios físicos en el cerebro que han conformado la peculiar psicología occidental, asimismo influida por otro fenómeno cultural como es la prohibición del matrimonio entre primos. De acuerdo con él, entre las capacidades cognitivas afectadas se incluyen el pensamiento analítico y el reconocimiento facial. Además del «cerebro que a través de los ojos ve la escritura de las manos», otro ejemplo destacable de plasticidad humana en respuesta al cambio ambiental es la cara.

El síndrome de cara alargada

La especialista en desarrollo facial Sandra Kahn y el biólogo evolucionista Paul R. Ehrlich advierten de la invasión de los rostros pequeños, estrechos y alargados en las sociedades industrializadas. Cada vez es más común ver entre nosotros rostros con pómulos desdibujados; ojos caídos, dando la apariencia de cansancio; nariz igualmente caída, a menudo gibada; labios finos; mentón retraído, mandíbula pequeña; sonrisa mostrando las encías sobre unos dientes desviados, apiñados...

Este aspecto responde al escaso desarrollo de las maxilas, tanto del maxilar, el hueso que aloja la dentición superior y se extiende hasta el pómulo, como de la mandíbula. La falta de espacio para la dentición, tanto superior como inferior, trae como consecuencia su mal alineamiento, además de su desajuste, es decir, la maloclusión dental. El déficit de desarrollo óseo y muscular de esa parte de la cara se refleja en su blanda configuración general.

De acuerdo con el ortodoncista John Mew, el 95% de las personas tienen los dientes desviados; a prácticamente la mitad se le han extraído las muelas del juicio debido a la falta de espacio para emerger o desarrollarse con normalidad; y a más del 30% se le aconseja tratamiento de ortodoncia. Otro especialista, William Proffit, ha calculado que en torno al 20% de la población tiene maloclusión.

Este fenómeno es relativamente reciente, está asociado a cambios drásticos en el ambiente, en especial relacionados con la dieta y el aumento de la población ocurridos a partir del neolítico, pero acelerados desde el siglo XIX. La modificación del rostro en respuesta a dicho cambio ambiental está produciéndose con tanta celeridad, siendo a veces evidente en unas pocas generaciones, que lo más probable es que este proceso adaptativo no esté mediado por la selección de variantes génicas en cada generación, sino que se deba más bien a esa capacidad que tiene el genoma para involucrarse en el desarrollo de distintas formas en respuesta al ambiente, lo cual no significa la falta de variación genética seleccionable.

Diferentes estudios de cráneos de individuos de sociedades pre-industriales, incluyendo restos de 10.000 años de antigüedad hallados en Israel; de gente común en el Egipto regido por Akhenatón; e incluso de poblaciones medievales del norte de Europa, evidencian en general un mayor tamaño de la mordida en comparación con las poblaciones actuales; el correcto alineamiento de los dientes; excelente oclusión; maxilares bien desarrollados; y mandíbulas sólidas, amplias y cuadradas.

En las sociedades actuales, caracterizadas por el culto a las imágenes, con un mercado de cirugía estética creciente, nuestros rostros son cada vez más pequeños; el ojo ha dejado de estar alerta, el mentón se esconde hasta diluirse en un proceso involutivo por cuanto nos aproxima a los homínidos primitivos, y la boca se reduce al tamaño de un tuit. En esta sociedad del espectáculo somos cada vez más feos, pero la progresiva hambruna espiritual no es la única causa de la fealdad. Algo más en nuestras costumbres está cambiando la fisonomía de tus hijos.

Mastica, mastica y mastica...

Una de las principales causas del síndrome de cara alargada es el déficit de masticación durante la infancia asociado al consumo de alimentos cada vez más blandos. Aunque esta transformación se inició con el desarrollo de la agricultura hace unos 10.000 años, Kahn y Ehrlich argumentan que se produjo un gran salto durante el siglo xix. Varios estudios comparativos han puesto de manifiesto la aceleración de la prevalencia de la maloclusión en comunidades tecnológicamente avanzadas en los últimos 150 años, lo que apoya la hipótesis.

Las fuerzas mecánicas ejercidas al masticar no solo fortalecen la musculatura de la cara, sino que contribuyen al crecimiento óseo, permitiendo que las maxilas alcancen el tamaño necesario para el correcto alojamiento de los dientes. El apoyo para los tejidos de la cara es mayor, dotándola de más equilibrio; el buen tono muscular que adquiere el rostro con los buenos hábitos de masticación se refleja en unos pómulos más altos y bien definidos, así como en una menor flacidez de las mejillas. Los cambios en la masticación no solo modifican la mandíbula, sino que se dejan ver en el resto de la cara porque afectan a su andamiaje óseo.

Estos cambios son especialmente importantes durante el desarrollo infantil porque el crecimiento craneofacial, lo mismo que el del resto del cuerpo, se está produciendo rápidamente en una materia extraordinariamente maleable. Apenas exageran las abuelas cuando afirman lo cambiado que está el nieto tras una semana sin verlo. Las mejillas que manchan con sus cosméticos nunca se hallan a la misma altura.

La forma del rostro está influida por los hábitos relacionados con la alimentación incluso antes de que el niño pueda masticar. La técnica de succión del lactante es opuesta a la del bebé alimentado con biberón. El niño que mama realiza un esfuerzo con el que ejercita gran parte de la musculatura facial, mientras que la toma del biberón es en este sentido pasiva. Más tarde, ojalá pueda masticar en vez de sorber mezclas amorosamente trituradas con la finalidad de protegerlo del riesgo de atragantamiento.

En relación con la educación, Fernando Savater ha reiterado que el individuo crece como la hiedra, con resistencia, bregando con lo duro. Pues bien, esto es válido para la mandíbula. Incluso en una sociedad como la nuestra, llena de individuos alborozados por el bienestar, donde los polluelos pían por la papilla que esperan proceda siempre de arriba, como el maná, ignorantes de la serpiente que se va tragando la fuente (o a mamá), crece el duro hueso de roer con el esfuerzo realizado una y otra vez.

Muéstrame tus dientes y te diré quién eres

El epígrafe se atribuye a Georges Cuvier, uno de los fundadores de la anatomía comparada. Cuvier se opuso al evolucionismo lamarckiano haciendo hincapié en el alto grado de integración anatómica que caracteriza a cualquier organismo, lo que hace imposible según él la transformación gradual de linajes individuales postulada por Lamarck.

Cuando murió en 1832, hacía unos meses que Darwin se había embarcado en un periplo de cinco años, a la postre conducente a una revolución del concepto mismo de evolución, ya que el término adquirirá un sentido muy distinto al etimológico de desenrollo de una información inscrita en la propia naturaleza de la entidad evolutiva, que ya no es el linaje individual, sino la población variable, una entidad implicada en un proceso abierto con una topología arborescente.

El rostro es un rasgo complejo donde es evidente la integración de las partes para resultar funcional. El cambio en los maxilares superior e inferior está limitado por efecto de selección negativa porque más allá de cierta magnitud resulta en maloclusión perjudicial para el organismo. Ubicado en el centro de la cara, el superior o maxila tiene seguramente menos margen de variación que la mandíbula por estar más constreñida por otros huesos.

Kahn y Ehrlich observan en Margarita Teresa, la hermana del último rey Habsburgo español, un caso del síndrome de cara alargada. Basan el diagnóstico en la comparación de su retrato en *Las Meninas*, realizado por Velázquez cuando la princesa tiene cinco años, en 1656, en el que no aprecian signos de un mal desarrollo facial, con retratos posteriores que evidencian que la cara estaba creciendo en vertical como era frecuente en su linaje familiar. El típico rostro Habsburgo, alargado y escasamente desarrollado en su parte media, puede ya vislumbrarse en el retrato de la infanta vestida de azul que el artista pintó en 1659, el año anterior a su muerte, que se conserva en Viena.

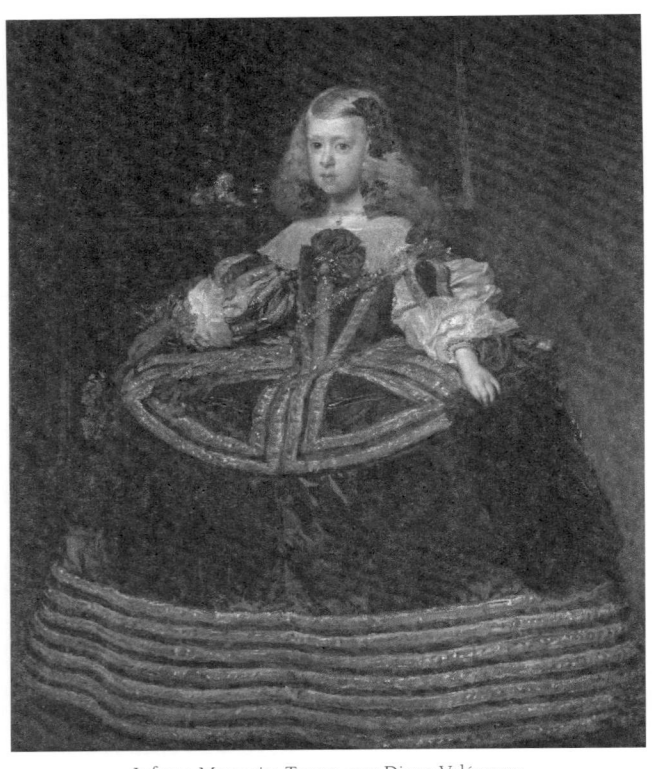

Infanta Margarita Teresa, por Diego Velázquez

Por supuesto, ambos autores son conscientes del parecido entre padres e hijos atribuible a la filiación genética y de la existencia de rasgos eminentemente genéticos no congénitos o de desarrollo relativamente tardío, pero destacan el efecto ambiental sobre el rostro desde un enfoque tan heterodoxo como saludable en estos tiempos de ferviente adoración al becerro de oro genómico.

Hace meses, en una conversación informal en la cafetería de la facultad (¿o fue en el hospital?), un cristiano instruido en crecimiento facial por Sandra Kahn exageraba un poco cuando ilustraba el grado de integración anatómica con los posibles efectos del hábito extendido de masticar por un solo lado. Esta costumbre hace que la musculatura de una parte de la cara se desarrolle más que la de la otra, lo que puede causar en ella asimetrías. El mismo principio explica la diferencia entre los brazos del tenista profesional. Entre tales asimetrías está la apariencia de tener un ojo de menor tamaño, así como la desviación del mentón. Este proceso de aparente rotación del rostro se ve acentuado por la celeridad del crecimiento durante la infancia y la adolescencia.

La postura del cuello se adapta a tales cambios hasta llegar a afectar a las cervicales, que se van girando, lo mismo que la cara. Inconscientemente, el individuo estiloso trata de compensarlos alzando un hombro; las camisetas empiezan a quedar *cool* y, lo que es peor, la espalda a reflejar la torsión… Finalmente, se trasladan los efectos a la cadera y, por consiguiente, a la manera de caminar; de ahí a la forma de la pisada no hay más que un paso.

Seguramente nuestro amigo estaba exagerando, a la manera de Sherlock Holmes, cuando aseguraba que podía saberse si una persona mastica de un lado por el estudio atento de sus huellas en la playa, lo mismo que los zoólogos son capaces de identificar una especie de tiburón examinando la mordida en una tabla de surf o, con mucha suerte, en el muslo de su propietario. Si, parafraseando al anatomista francés, hubiera dicho «muéstrame cómo masticas y te diré cómo andas», ¿exageraría más que él?

Lo bueno de hacer el indio

Un buen día, George Catlin decidió tomar la vida por los cuernos y dejar la abogacía para dedicarse a su pasión: retratar a los nativos norteamericanos, tan bellamente tocados con plumas y envueltos en piel de bisonte.

Con perspicacia darwiniana advirtió la cuadratura de sus mandíbulas, rasgo que asoció a la costumbre de cerrar la boca cuando no se usa, en contraste con el hábito europeo de andar con la quijada descolgada. Si los «pieles rojas» llamaban a los «rostros pálidos» «bocas negras» no era tanto por su pobre higiene bucal como por su falta de pudor a la hora de mostrar la oscuridad interior.

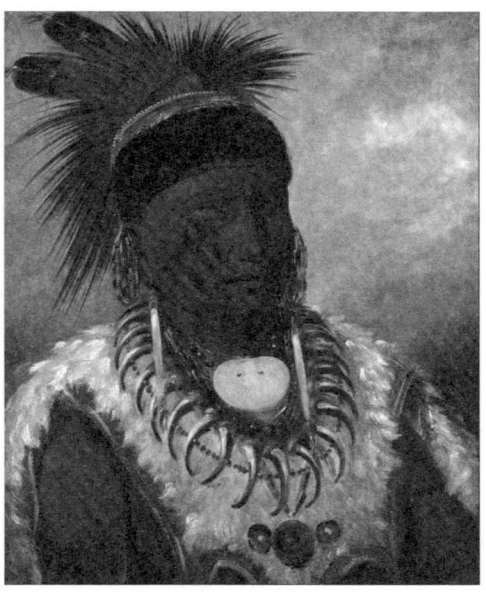

Nube Blanca, jefe de los Iowas, por George Catlin

Catlin relacionó la diferencia observada con una menor mortalidad infantil en comparación con las poblaciones europeas, estimación que llevó a cabo mediante el examen de cementerios indios. Estaba convencido de que el hábito de respirar por la boca de los niños, muy especialmente durante la noche, aumentaba el riesgo de morir por una enfermedad infecciosa.

El crecimiento facial de los niños se ve afectado por este hábito. Si la boca no está habitualmente cerrada, las maxilas tienden a crecer en vertical, en lugar de hacerlo horizontalmente, y el mentón a retrasarse. Los dientes reducen su contacto, con lo que se ve disminuida la clase de interacción que les permite ir situándose en el lugar apropiado para garantizar una buena oclusión; la lengua no se aloja en el paladar, sino más b en en la base de la boca, de modo que este no crece a su alrededor, estrechándose el arco sobre el que se dispone la dentición, que tiene menos espacio para alinearse; la bóveda del paladar adquiere una forma ojival porque se está transformando en una especie de órgano de respiración.

Los dientes «esperan» contactar con los dientes, de modo que si la boca está habitualmente abierta la maxila tiende a crecer hacia abajo, en busca de una mandíbula que se va estrechando en su huida. Así es cómo el rostro de los niños que respiran por la boca se va alargando hasta perseguir un mentón evanescente. Sus ojos se ven arrastrados por el conjunto, parecen agotados, la nariz se joroba, y cuando sonríen destapan más encía que diente. La causa de sus caras largas no está en la acedía ni en los espesos sermones paternos, sino en los malos hábitos de respiración y de masticación.

Una cara mal construida por el pobre desarrollo de las maxilas puede afectar a funciones vitales del organismo no relacionadas con la masticación. Como dijimos en relación con la apnea obstructiva del sueño que se cree padecieron varios de los Ptolomeos, si la mandíbula es pequeña los tejidos blandos de la garganta no están bien soportados, por lo que tienden a caer hacia atrás cuando se duerme como gato panza arriba, estrechando la vía aérea. Esto ocasiona ronquidos, un descanso deficiente y, en los casos más graves, apnea, una pausa de la respiración de más de diez segundos.

En tales circunstancias, el cuerpo recibe señales fisiológicas equívocas, similares a las relacionadas con situaciones de estrés como el ejercicio físico, en respuesta a las cuales se produce la derivación del flujo sanguíneo desde órganos como el cerebro hacia la musculatura, precisamente cuando eso es menos necesario, ya que el cuerpo está en reposo. Desequilibrios de este tipo pueden subyacer en patologías muy serias como el malfuncionamiento cardíaco y el síndrome de hiperactividad con déficit de atención en los niños.

Catlin advirtió que los indios norteamericanos, tanto los niños como los adultos, solían cerrar la boca cuando no comían ni hablaban, relacionando correctamente este hábito con una mayor amplitud de ambas maxilas, la ausencia de dientes torcidos, y de maloclusión. Los bebés incluso solían apoyar la mandíbula en el hombro de la madre, mientras cargaba con él a sus espaldas cuando había que desplazarse a pie, asegurando el cierre de la boca. Por un gracioso efecto del progreso, los hombres y mujeres de hoy, en especial los más modernos, portan sus retoños en sofisticadas mochilas apoyadas sobre el abdomen para observar embobados su boquita siempre abierta.

Al igual que el personaje de *Buscando a Nemo*, todo dentista debería tener peces en su consulta para recordarnos que «por la boca muere el pez» y poder escuchar, en vez del hilo musical, lo que un pez le dice a otro: ¡nada! Porque más vale apretar los dientes y poner a favor lo que nos viene del revés, aunque para ello tenga uno que recurrir al aparato dental.

La mandíbula Habsburgo: partes 1 y 2

Recordemos que por relevante que sea el efecto ambiental no existe carácter en cuyo desarrollo no participen causas genéticas (aunque su variación podría no deberse a diferencias genéticas), lo cual es cierto también para la parte media de la cara, la mandíbula y la maloclusión.

El prognatismo mandibular o la protrusión del maxilar inferior, rasgo popularmente conocido, al menos en el ámbito anglosajón, como «mandíbula Habsburgo», está considerado uno de los mejores ejemplos de un rasgo facial genético y heredado. Debe su nombre a su elevada prevalencia en este linaje, aunque está presente en otras dinastías.

El prognatismo puede ser relativo o absoluto. El último está relacionado con casos de gigantismo debido a desequilibrios hormonales. La forma más frecuente es el prognatismo relativo, que es la que caracteriza a la familia Habsburgo, asociado al escaso desarrollo del tercio medio de la cara. Si, como hemos visto, la maxila es tan pequeña que no avanza lo suficiente (*i.e.*, es retrognática), la mandíbula se verá proyectada, pudiendo dar lugar a la maloclusión.

El prognatismo relativo fue confirmado en la familia por el análisis craniométrico del material exhumado de la hija menor del emperador Fernando I, Juana de Austria. Los retratos pintados por Alessandro Allori y el atribuido a Giuseppe Arcimboldo muestran entre otros indicios esa proximidad entre la punta de la nariz y el labio superior que es propia de una maxila pequeña, además de su pronunciado mentón y un labio inferior engrosado.

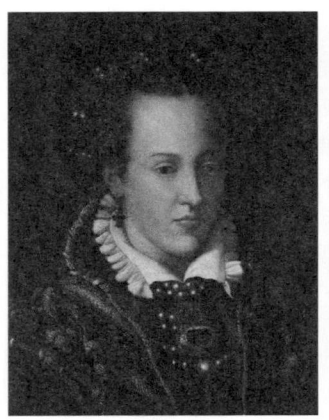 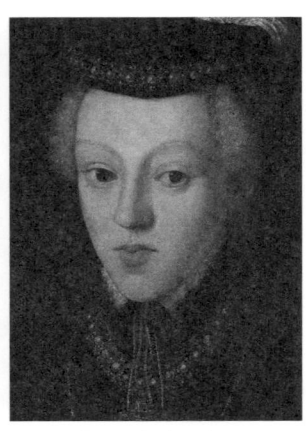

Juana de Austria,
por Alessandro Allori

Juana de Austria,
quizás por Giuseppe Arcimboldo

La mandíbula Habsburgo es muy evidente en su padre, así como en su tío, Carlos V, al que se suele retratar con la boca abierta. Su severa maloclusión le dificultaba sobremanera la masticación y la dicción.

El embajador Gaspar Contarini, lo describe así: «tiene los ojos ávidos, el aspecto grave, pero no cruel ni severo; ni en él otra parte del cuerpo se puede inculpar, excepto el mentón y también toda su faz inferior, la cual es tan ancha y larga, que no parece natural en su cuerpo; parece postiza, donde ocurre que no puede, cerrando la boca, unir los dientes inferiores con los superiores; pero los separa un espacio del grosor de un diente, donde en el hablar, máxime en el acabar de la cláusula, balbucea alguna palabra, la cual por eso no se entiende muy bien».

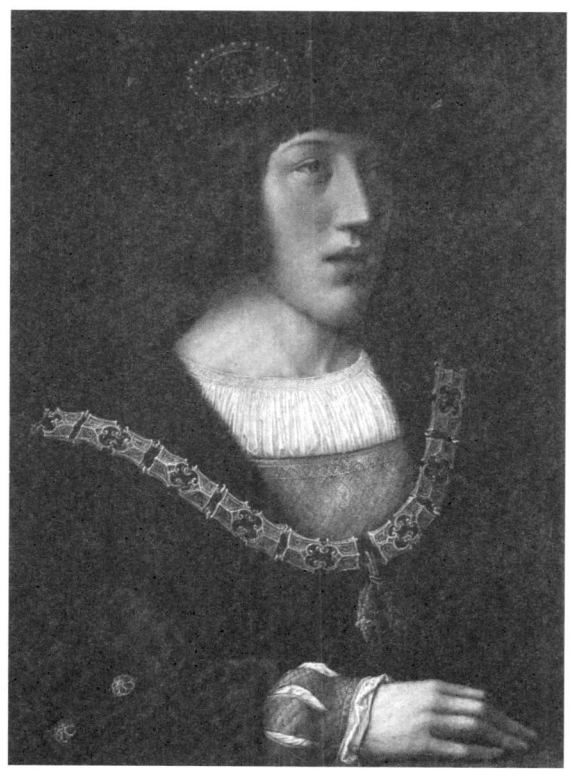

Carlos I de España, por Bernard van Orley

En un tiempo en el que ya se habían llevado a cabo descubrimientos zoológicos como para despejar dudas sobre ciertos excesos imaginativos del Renacimiento, su descendiente Leopoldo I, emperador al igual que él, será apodado «boca de camello».

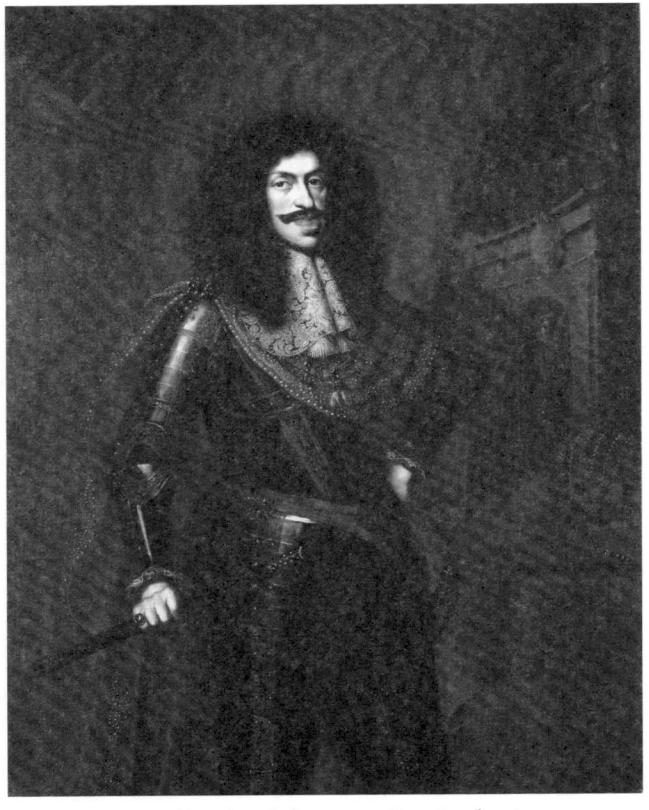

Leopoldo I de Habsburgo, por Hans Burgkmair

Si la mandíbula Habsburgo se considera desde un punto de vista meramente cualitativo, es decir, como un rasgo discreto como la textura de la piel de la semilla del guisante, de modo que se tiene o no se tiene, lo mismo que aquella es lisa o rugosa, y esa inflexible expresión que ignora la variación en el grado de deformidad y su carácter relativo se indica con una mancha negra, la mosca de la fatalidad médica, sobre el árbol genealógico de los Habsburgo, se obtiene la impresión de que el prognatismo se hereda según el modo autosómico dominante porque afecta a mujeres y hombres, y porque no se presenta en los hijos si no está presente en los padres, pero cuando lo hace en uno de ellos suele expresarlo la mitad de la progenie.

No obstante, es evidente que el prognatismo es un rasgo complejo cuya magnitud depende de cómo se haya producido el crecimiento de las dos partes del rostro, la superior con la maxila limitada por los pómulos, entre otros huesos, y la inferior dominada por el hueso más grande y poderoso del rostro, el único móvil y real portador del sello de nuestra especie, la sínfisis mandibular.

La mandíbula Habsburgo: el origen

Se considera que el primero de los Habsburgo con prognatismo fue el bisabuelo de Carlos V, Federico III. El retrato de perfil atribuido a Hans Burgkmair el Viejo, que se conserva en el Museo de Historia del Arte de Viena, no deja lugar a dudas de su condición prognática por deficiencia maxilar.

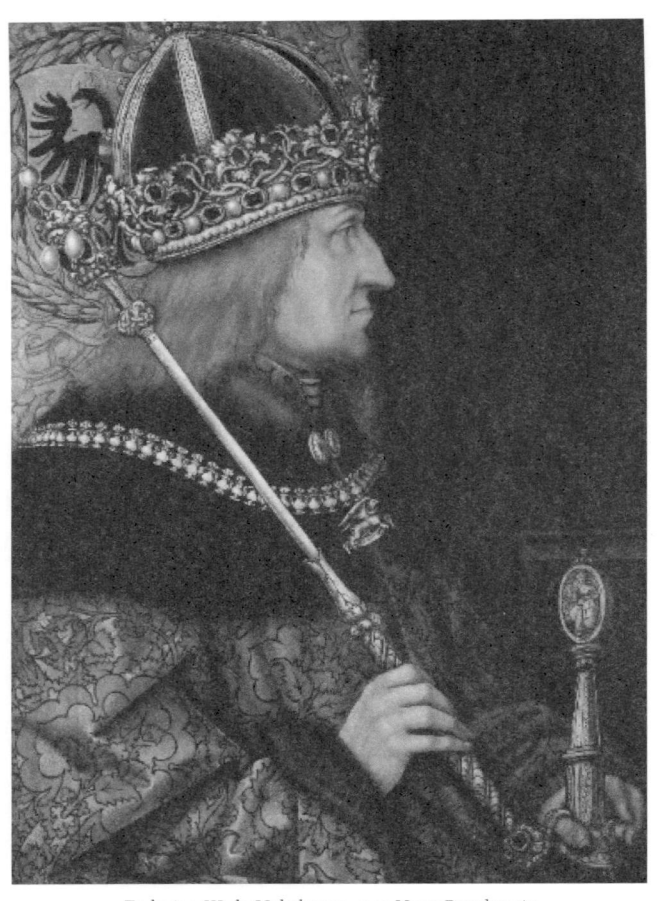

Federico III de Habsburgo, por Hans Burgkmair

Basándose en distintas alusiones a la fortaleza de la mandíbula de su madre, Cimburgia de Masovia, algunos investigadores sugieren que el origen del rasgo se hallaría

en esta mujer. Otros piensan que la férrea mandíbula del emperador es la herencia de su padre, Ernesto I, llamado el duque de hierro.

Aguilar propuso en 1933 una hipótesis diferente de acuerdo con el estudio de múltiples evidencias, con la que tituló aquel discurso de recepción: *El origen castellano del prognatismo en las dinastías que reinaron en Europa*. Según este odontólogo, el origen de la mandíbula Habsburgo se encuentra en Alfonso VIII de Castilla, perteneciente a la Casa de Borgoña. Basa su diagnóstico en un retrato a la sazón conservado en el Colegio de Jesuitas de Salamanca. Mediante el análisis clínico de retratos concluye que los dos nietos canonizados de este rey, San Fernando y San Luis, eran prognatos. El examen de las mascarillas mortuorias de Pedro I y del padre de Isabel la Católica, Juan II, así como el de la efigie en estatuas de otros descendientes, le conduce a la misma conclusión.

La mandíbula Habsburgo se habría transmitido desde la nobleza castellana del siglo XII a varias dinastías europeas por entronques matrimoniales. La heredarían los Habsburgo a través de la madre de Maximiliano I, Leonor de Portugal, prima del rey Enrique IV, hermano de Isabel. El retrato y el perfil del rostro grabado en el sello de este rey muestran un labio inferior engrosado y algo adelantado, una nariz prominente, mandíbula grande y el mentón pronunciado.

Su capellán Diego Enríquez del Castillo se refiere a sus ojos «algo salientes» y «las quixadas luengas y tendidas a la parte de ayuso; los dientes espesos y traspellados y salientes los de abajo». Las fotografías de Gregorio Marañón de los restos exhumados concuerdan con la hipótesis. Con todo, Maximiliano I pudo haber heredado el rasgo por ambas vías, paterna y materna.

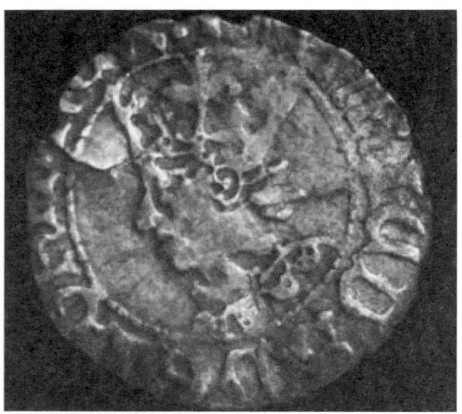

Imagen de Enrique IV de Castilla en un croat de plata

Aguilar admite la limitación que supone trabajar con retratos realizados en muchos casos con gran posterioridad a la vida de los retratados, ya que las pinturas anteriores al Renacimiento representaban una abstracción más que al individuo en particular. El retrato de origen occidental donde la figura es representada de tres cuartos más antiguo del que tenemos noticia data de 1365. El autor anónimo retrató a Rodolfo IV de Habsburgo, tío del duque de hierro, portando una corona inventada, pero con la boca abierta en un rictus que refleja la parálisis facial que padecía. En consonancia con los nuevos tiempos, el artista reflejó con realismo una peculiaridad individual.

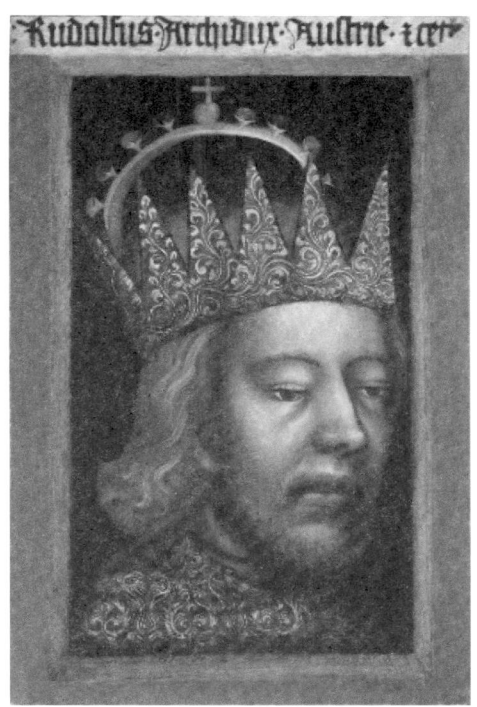

Rodolfo IV de Habsburgo, por un autor anónimo

Melancólico reflejo del retrato pictórico

La representación en bajorrelieves y estatuas de Akenatón, su mujer Nefertiti y varias de sus hijas, con más de tres milenios de antigüedad, ha sido considerado por Todorov y otros historiadores del arte, el «primer retrato» de la tradición occidental. La efigie de este faraón, con su cabeza deformada, los labios gruesos y el mentón prominente, signos presentes también en sus hijas, no se parece a la de ningún otro faraón, lo que podría ser un ejemplo de una figura individualizada, más que simbolizada (otra posibilidad es que no represente al individuo, sino una nueva simbolización, quizás relacionada con su bizarro monoteísmo). El primer retrato de nuestra historia podría ser uno de los múltiples rostros de la consanguinidad.

No obstante, los retratos pictóricos europeos más antiguos disponibles son mucho más tardíos. Cumplían una función funeraria, conservando la memoria del fallecido representaban una victoria sobre la muerte. La novela de Wilde *El retrato de Dorian Gray* trata sobre esa enigmática relación. El protagonista consigue una inversión paradójica, la transmisión a la pintura del cambio inherente a la vida, de modo que la carne permanece joven y vital mientras el cuadro envejece. Pero con semejante movimiento sacrifica el espíritu porque la imagen de su actitud moral no puede congelarse en un rostro humano. Se supone que nuestra conciencia descansa sobre la materia incluso si no se reduce a ella. Finalmente, buscará recuperar el calor (y el color) del cuerpo animado destruyendo el retrato. Presenciamos así imágenes especulares: el monstruo se rebela ante su propia imagen con la ruptura el espejo y rompiendo el espejo revela los rescoldos de su humanidad.

Se disponen de más de mil retratos pintados en el Egipto romano entre los siglos I y III. Realizados sobre tela, se enmarcaban y colgaban en las casas donde servían de genealogías visuales, como era habitual entre los romanos. En Egipto, la imagen romana del retratado se desprendía del marco tras su fallecimiento para coserse a la momia, la cual se guardaba en posición vertical dentro del hogar. Comenzaba así el combate con la Parca. Solo se enterraba una vez muertos todos aquellos que lo habían conocido. Se arrojaba entonces a una fosa común. Quizás sea cierto eso de que morimos dos veces; la segunda, cuando se nos olvida.

Con el transcurso de los siglos, tras el abandono de los retratos de los difuntos en las catacumbas, la tradición cristiana demandará del retrato la nítida afirmación de una idea y no la reproducción fiel del rostro. Durante mil años se reproducen esencias encarnadas en lugar de individuos. Se representan como esquemas o modelos con la misma gracia con que los biólogos de hoy en día, en un ejercicio de teología medieval, reducen sus especímenes a un código de barras genómico.

El descubrimiento del individuo se produce en la pintura durante la primera mitad del siglo xv, con pioneros como Masaccio, Botticelli y Antonello de Messina, en Italia y, en Flandes, Robert Campin y Jan van Eyck. Con todo, persiste aquella estética platónica dedicada a la representación de un ideal. Miguel Ángel presumía de no hacer retratos a la vez que menospreciaba por afeminada la técnica del óleo; los ejecutados más tarde por El Bronzino y Sebastiano del Piombo continúan su platonismo. Tal vez por constituir una evasión de la realidad por sublimación, la pintura de este último gustaba tanto a Darwin, agotado de la variabilidad natural.

Sin embargo, la senda por la que discurrirá la pintura a partir del Renacimiento se abre con el retrato de tipo aristotélico, con el que se busca reflejar fielmente la realidad, piénsese en Tiziano, por ejemplo. El Barroco es otro paso en la misma dirección. El artista busca reflejar la personalidad individual forzándola a plantar cara. En el Barroco, la reproducción de los rasgos del rostro es tanto más fiel al individuo cuanto mejor extrae de él lo invisible, el espíritu que confiere sentido al detalle. Y es que «la cara no es simplemente la máscara física recibida de la naturaleza, sino la huella de todos los hechos en los que consiste la vida de su portador», escribe Földényi. Fijarla es momificarla; y todo para nada.

La mayoría de aquellas momias conservadas por la sequedad del desierto se molieron para elaborar un pigmento marrón utilizado en pintura con el que se logra una coloración muy especial para la carne humana. Delacroix lo empleó en los cadáveres de los rebeldes masacrados de su célebre «La libertad guiando al pueblo». En 2013, una joven anónima lo vandalizó escribiendo sobre el polvo de momia una proclama en memoria de las víctimas del 11-S. El borrado fue rápido gracias a la superficialidad del material empleado.

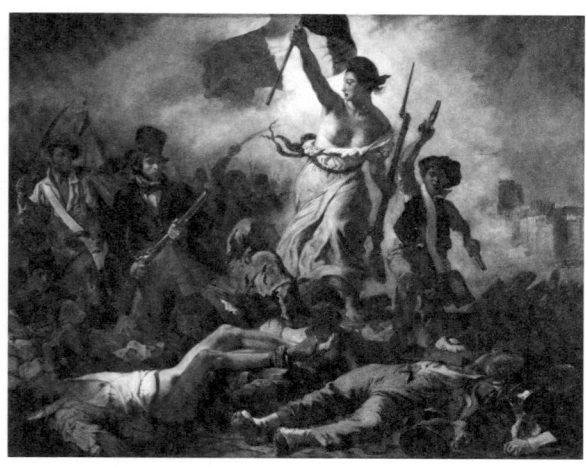

La libertad guiando al pueblo, por Eugène Delacroix

Breve retrato del reflejo barroco

La fugacidad del tiempo; la caducidad de la vida; la relación equidistante del sujeto con la muerte; la incertidumbre sobre su existencia por la falta de un centro que la vertebre; su percepción como ilusión o sueño; la búsqueda de lo invisible, caos oculto tras las apariencias, con vistas a su interpretación; son ideas que caracterizan la estética del Barroco. En la pintura barroca la luz penetra desde la ciudad a través de las grietas en lo familiar, se pliega en el simbólico laberinto y brilla en espejos y calaveras, trayendo la oscuridad consigo; contrasta con la luz rectilínea procedente del cielo, luz del mediodía de la que huyen las sombras con la que se ilumina el Renacimiento y, paradójicamente, la Ilustración.

No es casualidad que el joven Freud aprendiese el español para la comunicación de sus secretos infantiles, adoptando como pseudónimo el nombre de un personaje de Cervantes. Su fascinación por el Barroco español responde a la intuición de que encierra el germen de su descubrimiento futuro, como las vivencias enterradas en la niñez acaban por salir a la luz para motivar al adulto.

El mundo del Barroco es un mundo expandido, que ha perdido su centro por la celeridad y fuerza del cambio. Como los astronautas de una película de ciencia ficción sospechosa se identifican con la nueva vida inteligente, los españoles descubrieron un nuevo mundo y con él una nueva humanidad. Padecieron de modo singular el descentramiento religioso que supuso la Reforma protestante y, al igual que el resto de los europeos, la sustitución del sistema feudal por la monarquía absoluta; el desplazamiento de la población a las ciudades; la expansión del comercio, etc.

Si la explosión del Imperio español en el siglo XVI coincidió con la descomposición de un mundo, su lento declive en el siglo siguiente lo hizo con un florecimiento. Aquellos «marranos medio judíos y sarracenos» fueron arrastrados en la caída hacia una fértil contradicción que halló su expresión en el Barroco, un movimiento cultural con marcado cariz español. Algo similar pudo haber sucedido en la implosión del poder de los Habsburgo a finales del siglo XIX y principios del XX. Según George Steiner, «la conflagración de energías artísticas, científicas y filosóficas en Europa Central [en ese momento] tuvo su origen en inestabilidades fundamentales». El potencial creativo se habría disparado con una expansión cósmica inicial y una concentración final que en parte explicarían el «genio austrohúngaro», en la expresión de William Johnston, y el Siglo de Oro. ¿Metáforas de la física o metafísica? Acaso disparatada 'patafísica (con apóstrofo).

Carecer de las respuestas definitivas es el signo de la melancolía, ese sentimiento indescifrable que caracteriza al Barroco y su ansia por trascender lo aparente con vistas a capturar una realidad nunca del todo aprehensible mediante la razón.

Principio y final de un retratado modelo

En su estudio sobre los orígenes del retrato regio de aparato en los primeros años del siglo XVI, coincidiendo con el surgimiento de la monarquía absoluta, Jonathan Brown se refiere a dos tipos: el germánico, caracterizado por la descripción de la figura casi en la oscuridad, sin atributos externos, el «aparato», con el que se expresan ideas sobre el poder; y el italiano, cargado de simbología a este respecto. Recuerda que Carlos V impuso al genio italiano de Tiziano el modelo descriptivo, el cual persistió en los retratos de la realeza española hasta finales del siglo XVII.

El retrato regio español se caracteriza así por la austeridad en la composición, fidelidad al aspecto del monarca y ausencia de los signos externos de majestad que aparecen con tanta frecuencia en la pintura italiana y francesa. En la obra de Francisco Pacheco *Arte de la pintura*, publicada en 1649, se dice, de acuerdo con la concepción aristotélica, que la primera propiedad del retrato es que «sea muy parecido al original, y este es el fin principal para que se hace».

Refiriéndose al primero de los que Velázquez llevó a cabo de Felipe IV, Brown destaca que su insistencia en el parecido «viene a subrayar que basta con la persona del monarca para significar su majestad», en consonancia con aquella fórmula heredada; y dice que, según puede apreciarse a simple vista, Velázquez repintó la imagen, ya que copias hechas antes del repaso muestran que en la primera versión redujo la altura de la cabeza y suavizó el mentón. En resumen, «se rechazaron los intentos de adulación en aras de una estricta veracidad».

Este importante historiador se refiere también al hecho de que no se pudo convencer al Felipe IV anciano para que posara una vez más. «A estas alturas, dice Brown, el rey había perdido el apetito de nuevas efigies: tenía prohibida la lisonja, pero ya no soportaba ver los estragos que el tiempo y las tragedias habían dejado en su semblante» y cita al propio rey: «No fue mi retrato porque ha nueve años que no se ha hecho ninguno, y no me inclino a pasar por la flema de Velázquez, así por ella como por no verme ir envejeciendo».

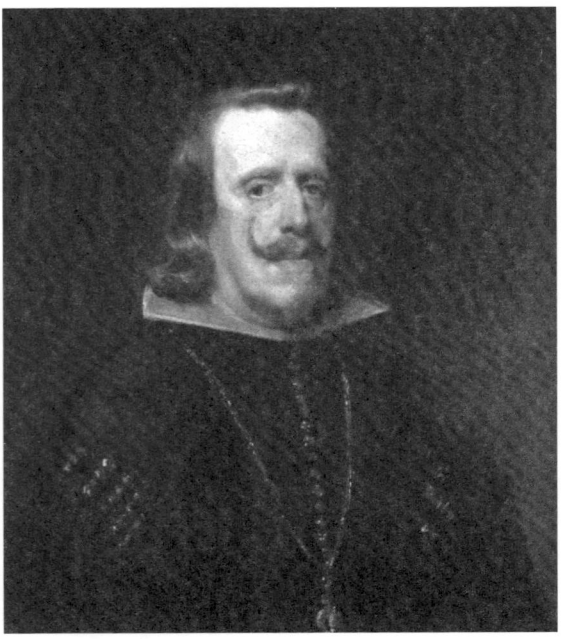

Felipe IV de España, por Diego Velázquez

Revelados fantasmagóricos

Lo que Velázquez captaba y temía volver a ver el monarca era ese espíritu que da sentido a los rasgos faciales como la expresión de una vida, plenitud que, sin embargo, no se puede reducir a la estructura del rostro (o su arquitectura genética), ya que, de acuerdo con Földényi, también forma parte de ella «el entorno que ha introducido sus millones de hilos en la personalidad». Por eso, nos hablan sus retratos; y la eterna juventud buscada por la momia fue para Dorian Gray tan insoportable como la visión de su propio espíritu. No obstante, aquel fundamento metafísico saltará por los aires con Picasso y su atenta mirada al genio clásico.

En 2019 recibimos en nuestro laboratorio la visita de Michelle Vaughan, una artista neoyorquina interesada en reproducir el rostro de la consanguinidad con la superposición de retratos de distintos monarcas de la dinastía Habsburgo mediante técnicas digitales. Esperaba que en la imagen resultado de una superposición ponderada por el coeficiente F individual aflorase lo invisible de la consanguinidad.

Este objetivo es clásico en el sentido de resistirse a aquella voladura del rostro en mil pedazos, de aferrarse a una idea clavada en el corazón de la realidad. La perspectiva no es muy diferente de la de Francis Galton cuando inventó la superposición de fotografías de miembros de una misma familia para evidenciar los caracteres que trascienden la cara individual, los cuales supuestamente reflejarían cierta esencia heredable con potencial predictivo. Con el examen de ese secreto oculto en el rostro, Galton confiaba en poder identificar al delincuente antes de que cometiese el delito. Las palabras de un contemporáneo sobre tales fotografías pueden aplicarse a las imágenes de Vaughan: «lo que nos mira, la cosa, la persona, espíritu, fantasma, idea, tipo o lo que queramos... no posee una existencia física; y aun así hay vida en sus ojos».

Retrato de un espejo en el Barroco

Uno solo puede ver su propia cara como reflejo o imagen porque el rostro está vuelto hacia el otro. Nos recuerda que somos un enigma para nosotros mismos incomprensible de espaldas a los demás. El hombre primitivo veía en su reflejo a un doble espiritual, un alma que se esfumaba en un acto de violencia como es la ruptura del espejo. La Alicia de Carroll pierde la conciencia cuando atraviesa el espejo. En el judaísmo, nos dice Mircea Eliade, el espejo muestra la esencia del individuo, simboliza el conocimiento de una verdad oculta. Cicerón dice del rostro que es el espejo del alma. Cuando se le prohíbe su natural envejecimiento se destruye ese reflejo, el rostro se congela con productos de difícil descomposición hasta semejarse a una reluciente prótesis extraída de un catálogo de revista con las páginas de papel satinado. Es justo la antítesis del retrato de Dorian Gray, de ahí el parecido.

Un espejo potencia el carácter autoreproductivo (¿consanguíneo?) de «una de las obras de arte más asombrosas jamás creadas», en las palabras de Jonathan Brown referidas a *Las Meninas*. En ella, Velázquez se autorretrata en compañía de la infanta Margarita y varios miembros de su séquito. La escena transmite cierta espontaneidad. La mayor parte de los personajes se han percatado de la presencia de los reyes, Felipe IV y su sobrina Mariana. Una de las damas de honor ha iniciado la reverencia.

Al fondo de la sala, el aposentador de la reina, José Nieto Velázquez (ignoramos si hay parentesco) ha abierto la puerta y espera con el sombrero en la mano. Todo parece indicar que la pareja real atravesará la estancia.

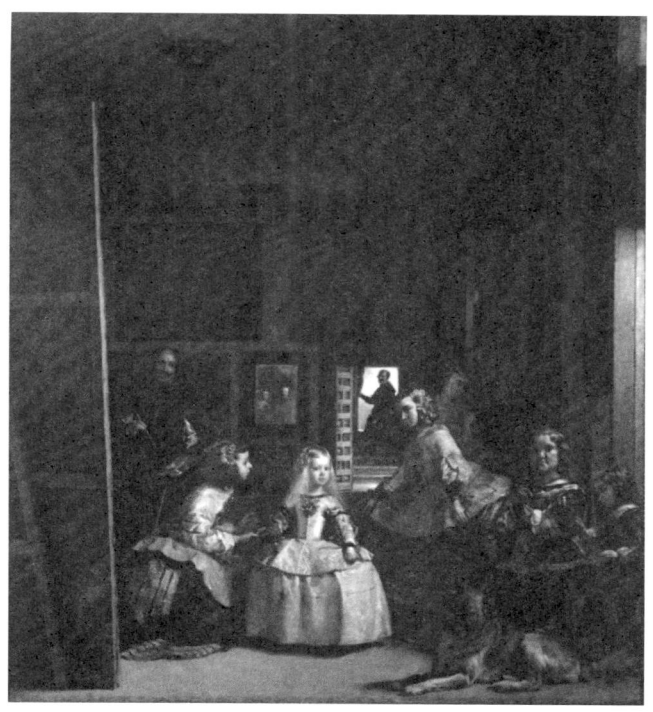

Las Meninas, por Diego Velázquez

El análisis de perspectiva ha demostrado que el punto de fuga está descentrado, pues no coincide con el espejo que ocupa el centro de la obra, entre el aposentador del rey, Velázquez, y de la reina, Nieto, sino con el codo del brazo izquierdo de este, que, doblado en forma de V como si se tratase de una rúbrica abreviada, señala al espejo a la vez que mira al espectador (allí donde están los reyes).

Según las leyes matemáticas de la reflexión, la imagen reflejada, sin duda la pareja real, no puede ser la de su presencia en la sala, sino que ha de buscarse en la obra que está pintando Velázquez. El lienzo es tan grande como *Las Meninas*, así que supongamos que es este el cuadro en el que está trabajando. Sorprendido por la presencia de sus majestades, dirige su mirada hacia ellos, hacia nosotros, hacia sí mismo, pues es allí donde está también el punto de vista del artista. En este caso, el espejo reflejaría la parte de la obra en la que se muestra a la pareja real, esto es, el propio espejo, quizás rompiendo aquellas leyes. En todo caso, la verdad sobre la naturaleza humana, ya se trate de un rey o del más humilde observador, habría que buscarla mediante reflexión en la propia obra de arte, nos dice Velázquez.

Tradicionalmente se ha considerado que el tema de esta obra autorreferente en múltiples sentidos es retratar a la princesa, que se presenta de blanco con una palidez lunar. Desde nuestra singular perspectiva, la reproducción de un individuo muy consanguíneo. Si el enigma de su apariencia se hallase en el espejo, en el parentesco que une a sus padres, su solución se ocultaría en el retrato. Seguiremos a Velázquez en su elogio de la pintura como forma de conocimiento, estudiando retratos, pero lo haremos casi sin movernos del Museo Nacional del Prado.

El Habsburgo ante el espejo (o su retrato)

En 2014, un equipo de cirujanos maxilofaciales de la Universidad de Harvard liderado por Leonard Kaban publicó un estudio sobre la mandíbula de los Habsburgo asumiendo que se trata de un rasgo complejo que varía en magnitud entre individuos. Sobre la base de su experiencia clínica analizando fotografías, radiografías y otros recursos obtenidos de pacientes con prognatismo, identificaron en el rostro un conjunto de características indicativas del escaso desarrollo de la maxila y de la proyección de la mandíbula, tales como la punta de la nariz caída, la presencia de giba nasal, el exorbitismo, esto es, los ojos de besugo (no se ofenda el necio), y el labio inferior tan engrosado que llega a mostrar la mucosa, esto es, evertido, o vuelto del revés (no se ofenda quien piense con los pies). En particular, definieron 11 rasgos dismórficos como los citados, indicativos de deficiencia maxilar, y otros siete de prognatismo mandibular.

En una muestra de retratos de los seis reyes Habsburgo que reinaron en España, además del emperador Maximiliano I, determinaron de manera independiente la presencia o ausencia de tales rasgos dismórficos, asignándoles el valor de uno y cero, respectivamente. Considerando el promedio de estos valores obtuvieron un índice del grado de deformidad para cada personaje, cuyo valor podía variar entre uno y once, en el caso de la deficiencia maxilar, y entre uno y siete, en el del prognatismo de la mandíbula. Los autores concluyeron que los reyes se caracterizaron por una maxila pequeña, por lo que su prognatismo es de tipo relativo.

Nosotros repetimos su análisis aumentando el tamaño de la muestra, pues incluimos a las reinas; el número y la calidad de los cuadros, pues nos aseguramos, en la medida de lo posible, de que las pinturas se habían ejecutado en la presencia del modelo; así como el número de evaluaciones especializadas (once *vs* tres).

A pesar del componente subjetivo inherente al método, dependiente tanto del ojo del artista como del científico, nuestros resultados mostraron una asociación positiva estadísticamente significativa con los del estudio anterior, indicando que ambos trabajos detectaron una misma señal de variación. Además, confirmamos que los individuos con la maxila poco desarrollada generalmente presentan la mandíbula proyectada, lo que concuerda con el diagnóstico de prognatismo relativo.

Tras comprobar la fiabilidad de la metodología con un segundo estudio independiente, pusimos a prueba la hipótesis de que el grado de deformidad facial del individuo está relacionado con su nivel esperado de homocigosis genómica, medido como el coeficiente de consanguinidad F, calculado con alta precisión por el método de Wright a partir de información genealógica de los Habsburgo, la cual se remonta a un milenio, disponible en la literatura histórica y varias bases de datos.

Como hemos dicho, la habitual consideración del prognatismo como un rasgo discreto con herencia mendeliana condujo a la idea de que se trata de un rasgo dominante. Así lo reflejan la mayor parte de los tratados de medicina que se refieren al asunto. Asimismo, es común encontrar en la bibliografía, tanto popular como especializada, referencias a la consanguinidad de los Habsburgo como la causa de su deformidad facial. Pero ambas hipótesis son incompatibles.

Como dijo el doctor Aguilar «los que pretenden encontrar en la consanguinidad un factor causante de la anomalía mandibular, basan sus argumentos en hipótesis, discurren en un camino de sombras, pues nadie puede preciarse de haber encontrado la verdad científica de los misterios de la herencia». Recordemos que la principal consecuencia de la consanguinidad es el aumento de la homocigosis y, concomitantemente, la probabilidad de expresar alelos recesivos. Por tanto, si la causa del mayor o menor prognatismo de los Habsburgo estriba en su grado de consanguinidad, entonces el rasgo ha de ser eminentemente recesivo.

Con el fin de resolver el dilema, llevamos a cabo un análisis estadístico de la variación facial en los Habsburgo en relación con F, el cual nos permitió confirmar la asociación entre la magnitud de la deformidad y el valor esperado de la homocigosis. La relación fue especialmente fuerte en el caso del prognatismo mandibular, si bien hubo cierto efecto en la deficiencia maxilar.

Los mismos estudios que recientemente han revelado la naturaleza modular de la arquitectura genética del rostro humano demuestran que los valores más altos de heredabilidad se obtienen a la altura de los ojos y la nariz, mientras que los más bajos se han estimado en la zona del mentón. Esto significa a grandes rasgos que los hijos tienden a parecerse más a sus padres en la zona media de la cara. El resultado de esos estudios es coherente con la mayor variación en la mandíbula por efecto ambiental debido, por ejemplo, a diferentes hábitos de masticación, así como por efecto de interacción entre alelos del mismo *locus*, es decir, a la relación recesiva.

Leonardo da Vinci escribió que donde mejor se revela el carácter es en los gestos de la boca. La zona de los luceros quizás proceda del cielo (o de la herencia genética), pero con la boca damos libre expresión a nuestra singularidad, venga de donde venga. Así lo confirma Lisa Gherardini en la gran obra del genio florentino.

En resumen, nuestra investigación sugiere que la consanguinidad está relacionada con el grado de prognatismo de los Habsburgo, como piensa la mayoría de los estudiosos sin disponer de más evidencia de ello que nuestros prejuicios, y que el rasgo es recesivo, como casi nadie cree a juzgar por la información genealógica.

La aparente herencia dominante de la mandíbula Habsburgo es probablemente un artefacto de su consideración como un rasgo discreto y no como lo que es en realidad, un rasgo con base genética compleja que exhibe variación cuantitativa entre individuos. Su herencia dominante es una ilusión, se nos antoja un trampantojo genético, pero sin la fascinación que despiertan las pinturas de Murillo.

La prevalencia y la magnitud son propiedades diferentes. El prognatismo puede ser infrecuente en la población general, pero aumentar por azar el número de individuos que lo manifiestan al entrar en un linaje cerrado sobre sí mismo a través de matrimonios consanguíneos. Sin embargo, esto es distinto a afirmar que la magnitud del prognatismo aumenta con el grado de homocigosis individual. Las probabilidades de que los supuestos alelos de deformidad aumenten en frecuencia de manera sistemática por azar con cada generación en los monarcas, a la vez que va aumentando su valor de F, son seguramente pequeñas. Que aquellos más consanguíneos y, por tanto, con mayor grado de homocigosis en términos relativos, expresen tales alelos más probablemente porque son recesivos, esto es, que estemos ante la primera evidencia de depresión consanguínea en la cara humana, nos parece una hipótesis más plausible. De este modo recorrimos el camino de sombras referido por don Florestán hasta llegar a vislumbrar el aparente papel de la consanguinidad en el prognatismo mandibular de los Habsburgo.

El discurso de don Florestán

Ochenta años antes de las lúcidas reflexiones de Kahn y Ehrlich, Aguilar distingue los dos tipos de prognatismo: el esporádico, relacionado con casos raros de gigantismo debido a causas hormonales, piénsese, por ejemplo, en el villano de dientes de acero que atormentaba a James Bond; y aquel que califica de fisiológico o racial, que es el transmitido de padres a hijos. El caso contrario al gigante lo representaría un enano hipofisiario como Nicolás Pertusato, el joven de apariencia aniñada de *Las Meninas*, cuya proporción de miembros contrasta con la desproporción de su compañera, la enana acondroplásica Maribárbola.

Aunque Aguilar no aclara si la supuesta herencia se debe a razones genéticas o ambientales, afirma que los Habsburgo sufrieron la forma hereditaria. No obstante, admite que hay causas extrínsecas o mecánicas responsables no solo de la forma ojival del techo del paladar, sino de la deformidad del macizo maxilofacial en su conjunto. Por ejemplo, el abuso del chupete, el hábito de chuparse el dedo y, sobre todo, el mal funcionamiento de las fosas nasales, lo que conduce al niño a adquirir la costumbre de respirar por la boca.

Señala que la supresión de la respiración por la nariz termina por causar la atrofia de su andamiaje óseo, incluyendo la incurvación del tabique nasal; así como de las cavidades de la cara conocidas como senos maxilares y frontales, lo que comporta respectivamente el aplastamiento de los pómulos y de las zonas superciliar y de la base de la nariz. Insiste en el efecto sobre la bóveda palatina que, «en vez de ser moderadamente cóncava, como es normalmente, se encorva como nave gótica». A consecuencia del pobre desarrollo del tercio medio de la cara resulta entonces la facies adenoidea, en esencia el síndrome de cara alargada.

Aunque no se refiere al déficit de masticación, Aguilar explica la ralentización del desarrollo de la mandíbula por causas adquiridas como son el vicio de chupar el dedo o el abuso de tetinas durante la lactancia, de modo que el niño crece, «adquiriendo la facies de esos individuos de barbilla hundida, de los que se dice que tienen la cara de pájaro, que los franceses llaman de *menton fuyant*, con una fisionomía típica que tiene algunas características comunes con la facies de los adenoideos».

Muchos de los rasgos relacionados con la atrofia de la maxila como la planitud de los malares, el exorbitismo, la nariz caída, curvada y gibada, así como el prognatismo relativo, se aprecian en los retratos que de los Habsburgo españoles hicieron grandes artistas como Tiziano, Velázquez, Antonio Moro y Sánchez Coello, entre otros continuadores de aquella tradición caracterizada por la severidad y la atención a los pormenores de la cara.

Aunque su prognatismo está causado por la deficiencia maxilar, es evidente que no tenían la mandíbula pequeña por un déficit de masticación. Al contrario, la mandíbula está bien desarrollada, pero proyectada hacia adelante por el rudimentario desarrollo de la parte media del rostro. Además, es evidente la influencia de causas genéticas quizás relacionadas con la consanguinidad.

En el mismo año en que Hitler llega al poder en Alemania escribe Aguilar su discurso y expresa en él su escepticismo acerca de la consanguiridad como causa del prognatismo: «me inclino a aceptar la teoría de los que juzgan que la consanguinidad en los matrimonios no ejerce influencia perniciosa para los descendientes»; y menciona a Joseph de Gobineau, cuyo racismo «científico» influirá en la ideología nazi: «la consanguinidad entre individuos perfectos es un medio para fijar la perfección».

Pues bien, no le falta razón al racista si como consecuencia del efecto de la consanguinidad de aumento de la expresión de rasgos recesivos se facilita a la selección purificadora la eliminación de la variación perjudicial. Teniendo esto en mente, comprenderemos mejor la estrategia de aquellos criadores de ovejas que dieron origen a nuevas razas «fijando» rasgos de interés mediante cruces consanguíneos. El problema está en quien no ve la diferencia entre las ovejas y nuestra especie, más allá del comportamiento borreguil.

En todo caso, al dentista hay que escucharlo con atención y ofrecerle la «sonrisa profidén» mientras nos guía hacia la inquietante silla, aunque nada más verla sintamos el impulso de salir corriendo. Quizás por el camino podamos olvidar la excelente interpretación de Laurence Olivier como criminal de guerra nazi en la película de John Schlesinger *Marathon Man*.

Consulta filosófica con el dentista

En tiempos de pandemia, un hombre en la sala de espera del dentista escuchó por la radio que, según cierto estudio científico, encontramos a los demás más atractivos cuando llevan puesta una mascarilla. Aunque percibía el mundo a través de lentes empañadas por la condensación anímica, se dijo que la razón no era otra que la ocultación del sumidero que se abre bajo las ventanas por las que asoma el alma.

Piénsese en Fedro, por ejemplo, cuya mirada se dice que avivó el fuego en el corazón de Lisias. Al menos por un instante, sus ojos le sirvieron en bandeja de plata alimento para el alma. Y es que en los ojos se reflejan los deseos que comemos con la vista, proyectos con los que creemos alejar una muerte equidistante, además de la memoria que se impone a nuestra enigmática singularidad. En definitiva, nuestra conciencia. Análogamente, Sócrates no necesita ocultar su fealdad para que sus palabras ejerzan sobre Alcibíades un efecto parecido, aunque quizás este hubiese agradecido poder ignorar la solidificante saliva y los dientes torcidos. Desde Platón, anteponemos lo intangible. La máscara nos ilusiona con el dominio sobre una naturaleza implacable como un asesino a sueldo, de la que somos en realidad presa. La cosmética anti-edad ex-presa esa ansiedad.

Por otro lado, más bien hacia la parte de abajo, el tubo digestivo no es propiamente el interior del cuerpo, sino un exterior que nunca se podrá limpiar por muchos yogures inmaculados que uno trague. Como esa ventana inalcanzable, va acumulando mugre con el paso del tiempo. La lejía, que todo lo blanquea, nos proporcionaría una lividez muy poco atractiva, un aspecto claramente peor que el que conseguimos empolvándonos con arroz o, como hará la princesa de *Las Meninas*, masticando un búcaro de barro. Así que nos llevamos al resort un ecosistema bacteriano, sociedad de suciedad, con la esperanza de que no vaya a la huelga la región subterránea o de comienzo la revolución obrera. A semejantes alturas del árbol de la vida, la orgánica cañería no podría jugar su higiénico papel de estar limpia como una patena, al contrario que las gafas.

La parte del rostro que no queda oculta por la máscara revela más que ninguna otra la persona, esa otra máscara. Y es que no solo refleja nuestras aspiraciones más elevadas, las más prosaicas son filtradas por la higiénica membrana, revela además el parecido con nuestros padres; en este sentido, es la parte de nuestros ancestros, mientras que el tercio inferior es más plástico, casi modificable a voluntad durante la más tierna edad. Su déficit de limitación explica que a lo largo de la vida vaya desadornándose hacia el caos original. La belleza, como la libertad, exige límites, de ahí la ortodoncia.

En aquel purgatorio donde nada había cambiado con los años, tampoco el triste peregrinaje de los condenados, el hombre hacía acto de contrición por mentirse acerca de la conveniencia de revisar periódicamente la dentadura. Pensaba en nuestra carnosa condición hasta el momento decisivo de mostrar su caries maloliente. Gracias a la ciencia, solo le dolió la vergüenza.

Final para no sentirse orgulloso

En una de esas series de televisión que rezuman mal gusto, que tanto place al corazón irreverente y a quienes, aun peinando canas, parecen confundir la vitalidad con el infantilismo, un predicador y sus amigos buscan a Dios en Nueva Orleáns. Allí se encuentran con los miembros de una organización ultrasecreta uniformados de blanco y rojo. Durante generaciones se han dedicado a salvaguardar el linaje de Jesús. En consonancia con la originalidad del conjunto, se hacen llamar «Industrias El Grial».

Gracias a su jefe, el predicador llega a conocer al último de los descendientes de Jesús, destinado en principio a salvar a la humanidad de sí misma. Nada más vislumbrar al Mesías, se postra ante él, pero este aprovecha para orinar sobre su cabeza. Indignado por un gesto que a todas luces no se corresponde con su idea de un rito de purificación, se yergue rápidamente para interpelarlo. Es entonces cuando observa a un retrasado mental, estrábico, con los dientes deformes y desviados.

El jefe le explica que su aspecto es el resultado de la consanguinidad asociada a la sagrada tarea de tener que proteger la pureza de la sangre, comparándolo con lo que, en su docta opinión, ha sucedido en cualquier dinastía real.

Semejante rostro no es el de la consanguinidad, sino su burda caricatura. Aunque es evidente el tono paródico de la historia, no deja de apuntalar prejuicios arraigados en la pereza o la falta de esfuerzo por comprender una verdad que a menudo es más sutil y compleja de lo que imaginamos, que pocas veces es tan redonda como un salvavidas, ni emerge por si sola de las profundidades de la ignorancia (no conviene subestimar la insondable estupidez humana ni el poder de la propaganda) como, por ejemplo, la idea de una relación causal simple, por directa e inexorable, entre la consanguinidad y la deformidad. El rostro de la consanguinidad no es el de Carlos II. Insistir en este asunto es importante porque a menudo nos pasa con la consanguinidad lo mismo que con el sistema público de salud, que solo reparamos en lo que sale mal.

La simple demostración de nuestros prejuicios suele realizarse confundiendo información y conocimiento. Es como pretender hallar a Dios en una serie de televisión porque se supone que es omnipresente o en Nueva Orleáns solo porque le gusta el jazz (por muy atractiva que nos resulte esta hipótesis). El conocimiento comporta siempre estudio, una reflexión en diálogo con los precedentes para seleccionar y contextualizar la información. Análogamente, dar rienda suelta a la creatividad artística sin conocer la técnica ni la tradición es el camino más corto para habitar lugares comunes o parir la deformidad.

Se ha dicho muchas veces que la cultura, con todo lo que presupone, es un obstáculo para la espontaneidad y el descubrimiento, ¡quitadlo todo para que pueda ver!, exclamaba Valéry; antes de conocer, ¡aprendamos a aprender!, reclama cierta pedagogía, pero la cultura es la condición para el descubrimiento, incluso en la espontaneidad. Sin ella no advertiríamos la jaula que construyen esas ideas preconcebidas, saturadas de contenido, ni la atracción por una suerte de presión negativa de los discursos vacuos. No sacaríamos partido de lo caído del cielo, aparentemente por azar. En fin, como nos diría un monje: si buscas la verdad, trabajo y humildad, hermano, aunque solo sea por amor al arte.

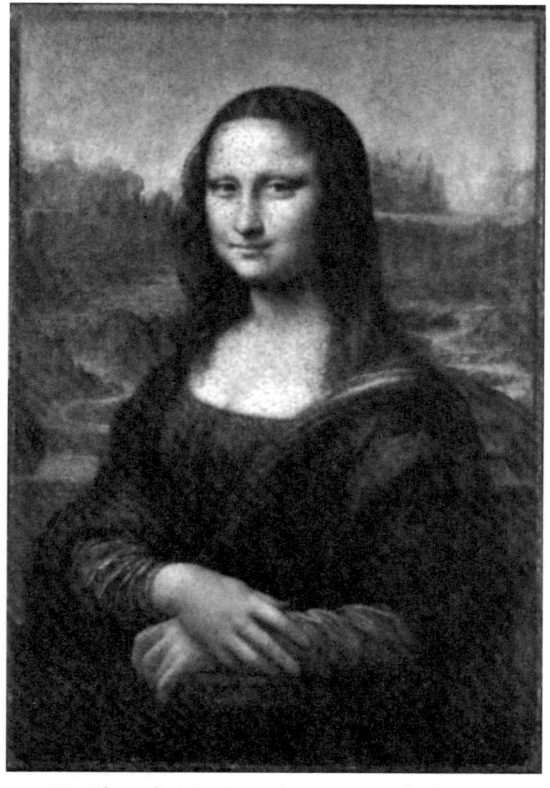

Lisa Gherardini, *La Gioconda*, por Leonardo da Vinci

ÍNDICE Y FUENTE DE LAS IMÁGENES

Imagen de portada: Reconstrucción de figuras rojas de cerámica ática
https://es.wikipedia.org/wiki/Archivo:Reconst_Kilyx_Edipo_y_la_
Esfinge.jpg

ÍNDICE ONOMÁSTICO

H

M

Orel, Viteslav: 165
Osiris: 55, 60
Ovando, Nicolás de: 127

P

Pachacuti Yamqui, Juan de Santacruz: 54
Pacheco, Francisco: 213
Paglia, Camille: 47, 57
Paine, Thomas: 121
Pantoja de la Cruz, Juan: 143
Paré, Ambroise: 38, 133
Parr, Catherine: 30
Pedro I de Castilla: 205
Pereira, Gómez: 138
Pertusato, Nicolás: 223
Petersburg, Johann: 161
Peters, Timothy: 9
Petri, Bernhard: 160
Picasso, Pablo: 215
Pizarro, Francisco: 54
Platón: 47, 48, 49, 226
Poczai, Péter: 163
Poma de Ayala, Felipe Guamán: 54
Pötsch, Leopold: 174
Pözl, Klara: 174
Príncipe de Orange: 133
Proffit, William: 190
Protágoras: 48
Ptolomeo I: 61
Ptolomeo II: 62, 64
Ptolomeo IV: 64
Ptolomeo V: 64
Ptolomeo VI: 62, 64
Ptolomeo VII: 62
Ptolomeo VIII: 62, 64

Y

Z